Blonanserin Case Report

ブロナンセリン追跡症例集

編 集

村崎光邦

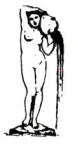

星和書店

Seiwa Shoten Publishers
2-5 Kamitakaido 1-Chome
Suginamiku Tokyo 168-0074, Japan

Blonanserin Case Report

刊行にあたって

村崎 光邦

(北里大学名誉教授, CNS薬理研究所)

　2008年4月に上市されたブロナンセリン（ロナセン®）は，わが国での承認時の臨床試験でリスペリドンとの比較試験を行った唯一の薬であり，現在，抗精神病薬として第一選択薬のひとつに位置づけられています。

　上市1年後には，早くも多くの先生方からブロナンセリンの臨床効果が評価され，先生方にも症例報告をご寄稿賜り，『ブロナンセリン100の報告』として公刊されました。

　それから3年を経たところで『ブロナンセリン100の報告』の症例のその後の経過を調査したところ，このうち23例について継続または追跡調査が可能な症例と確認できました。長期にわたる症例の経過報告は貴重なデータであり，ブロナンセリンを使いこなすために有用であるばかりか，抗精神病薬による薬物治療を発展させるためにも得がたい報告と考え，その後の経過を改めて報告することになりました。

　近年，抗精神病薬の薬剤の評価は，服薬継続率（服薬中止率）など患者さんの服薬アドヒアランスなども含めたeffectivenessの概念を用いられることが主流となっています。また，本邦において第二世代抗精神病薬発売以降，抗精神病薬の単剤化を目指した統合失調症治療が臨床現場において実践されています。そのような大きな変化の中で，今回のブロナンセリンの追跡調査により，23例の治療経過を報告できることは大変めずらしく，本邦でも初の試みになると思います。

　これらの珠玉の症例報告により，ブロナンセリンは急性期への効果はもとより，維持期においても優れた効果を発揮することが立証されました。

　多くの臨床医師に対して，服薬継続率を高めるための統合失調症の治療戦略が随所に盛り込まれています。どうぞ，本書を座右におき，日常臨床に活かしていただければ幸いです。

2012年3月

Blonanserin Case Report

執筆者一覧　五十音順

編　集

村崎 光邦（北里大学名誉教授，CNS薬理研究所）

青木　孝之（青木メンタルクリニック）
青嶌　和宏（ワコウクリニック）
芥川　博史（財団法人聖マリアンナ会　東横恵愛病院）
池田　八郎（医療法人社団八峰会　池田病院）
石垣　達也（財団法人聖マリアンナ会　東横恵愛病院）
石郷岡　純（東京女子医科大学精神神経科）
石田　康（宮崎大学医学部臨床神経科学講座精神医学分野）
岩田　健司（布袋病院精神科）
小野　寿之（敦賀温泉病院精神科）
川上　保之（医療法人社団水府会　かわかみ心療クリニック）
菅野　庸（医療法人菅野愛生会　古川緑ヶ丘病院）
喜多村　祐里（大阪大学医学部附属病院神経科精神科）
木下　修身（医療法人社団斗南会　秋野病院精神神経科）
来住　由樹（岡山県精神科医療センター）
桑原　和江（東京女子医科大学精神神経科）
桑原　駿介（医療法人社団緑心会　福岡保養院精神科）

小山　雄史（財団法人聖マリアンナ会　東横恵愛病院）
斉藤　まなぶ（弘前大学医学部附属病院神経科精神科）
貞廣　良一（医療法人社団斗南会　秋野病院精神神経科）
宿谷　哲史（財団法人聖マリアンナ会　東横恵愛病院）
鈴木　雅弘（財団法人聖マリアンナ会　東横恵愛病院）
高橋　一志（東京女子医科大学精神神経科）
竹内　大輔（敦賀温泉病院精神科）
武田　雅俊（大阪大学医学部附属病院神経科精神科）
竹中　央（岡山県精神科医療センター）
直野　久雄（宮崎大学医学部臨床神経科学講座精神医学分野）
田中　耕平（医療法人社団八峰会　池田病院）
田中　増郎（財団法人慈圭会　慈圭病院）
玉井　顯（敦賀温泉病院精神科）
堤　祐一郎（恩方病院）
仁王　進太郎（慶應義塾大学医学部精神神経科学教室）

西本 佳世子（財団法人聖マリアンナ会　東横恵愛病院）

西本 雅彦（財団法人聖マリアンナ会　東横恵愛病院）

沼田 吉彦（財団法人星総合病院　星ヶ丘病院精神・神経科）

根本 清貴（筑波大学医学医療系臨床医学域精神医学）

野宮 浩平（医療法人緑光会　野宮病院）

馬場 信二（医療法人社団玉藻会　馬場病院）

羽原 俊明（財団法人慈圭会　慈圭病院）

深澤 隆（医療法人社団斗南会　秋野病院精神神経科）

船橋 英樹（宮崎大学医学部臨床神経科学講座精神医学分野）

松山 明道（三重県立志摩病院精神科）

三浦 至（福島県立医科大学医学部神経精神医学講座）

吉川 慎一（医療法人社団仁和会　児玉病院）

和田 有司（福井大学医学部病態制御医学講座精神医学）

渡邉 佑一郎（財団法人慈圭会　慈圭病院）

Blonanserin Case Report

目 次

刊行にあたって………………………………………………………… 村崎光邦 …… iii
執筆者一覧……………………………………………………………………………… iv
症例一覧表……………………………………………………………………………… ix

I. 初発統合失調症への効果

1. ブロナンセリンが奏効した初発の統合失調症の1例
   ………………………………… 竹内大輔, 小野寿之, 玉井　顯, 和田有司 …… 1
2. ブロナンセリンを初発時から使用し, 約1年間の継続投与が
   可能となった症例 ……………………………………………… 岩田健司 …… 4
3. ブロナンセリンが奏効した初期統合失調症の症例 ………………… 青木孝之 …… 7
4. 初発統合失調症にブロナンセリンが奏効した1例 ………………… 吉川慎一 …… 10
5. 統合失調症急性期治療においてブロナンセリンを第一選択薬に用いた1例
   ………………………………………… 渡邉佑一郎, 田中増郎, 羽原俊明 …… 14

II. 急性期（再発・再燃）への効果

6. 命令性の幻聴と考想化声にブロナンセリンが奏効した妄想型統合失調症の1例
   ………………………………………… 深澤　隆, 貞廣良一, 木下修身 …… 18
7. 幻聴, 被害妄想が著明な再燃患者に対するブロナンセリンの効果
   —急性期から維持期の経過について— ……………………… 堤　祐一郎 …… 22
8. 統合失調症の陽性症状に対するブロナンセリンの効果 …………… 馬場信二 …… 25
9. ブロナンセリンが有効であった統合失調症急性期症例 ……… 三浦　至, 沼田吉彦 …… 28
10. 服薬中断により再燃した糖尿病を合併している
    慢性統合失調症患者に効果が認められた1例 ……………………… 菅野　庸 …… 31

III. 他剤からの切り替え

11. ブロナンセリンへの切り替えにより
    幻聴・意欲低下が著明改善した統合失調症の1症例 ………………………… 野宮浩平 …… 34
12. 他剤無効の幻聴にブロナンセリンが奏効した1例 ………………………… 桑原駿介 …… 37
13. ブロナンセリンへの切り替えにより陽性症状
    および性機能障害が改善した統合失調症の1例 ………………………… 斉藤まなぶ …… 40
14. 難治の統合失調症に対しブロナンセリンの静穏作用を実感した症例
    ………………………………………………… 高橋一志, 桑原和江, 石郷岡 純 …… 43
15. 統合失調症の抑うつ状態へのブロナンセリンの効果 ………………… 仁王進太郎 …… 46
16. 妄想や残遺性症状の改善がみられた長期外来通院の妄想型統合失調症 ……… 川上保之 …… 49

IV. 多剤から単剤化へ

17. 定型抗精神病薬の多剤併用からブロナンセリンへの単剤化が成功した症例
    … 西本雅彦, 石垣達也, 小山雄史, 鈴木雅弘, 宿谷哲史, 芥川博史, 西本佳世子 …… 52
18. ブロナンセリンにより単剤化を行うことができ, 幻聴が著明に改善した1症例
    ……………………………………………………………………………… 松山明道 …… 55

V. 慢性期・維持期への効果

19. ハロペリドールからブロナンセリンへの切り替えにより, 精神症状と副作用が改善した1例
    …………………………………………………… 田中耕平, 根本清貴, 池田八郎 …… 58

VI. アドヒアランス改善効果

20. ブロナンセリンへの置換により反響言語の減少と服薬アドヒアランスの向上が
    得られ, 社会復帰を遂げた1例 …………………………… 喜多村祐里, 武田雅俊 …… 61

VII. 副作用回避

21. ブロナンセリンにより，逆行性射精が回復し，精神症状の回復も維持された1例
　　………………………………………………………………………… 来住由樹，竹中　央 …… 65
22. ブロナンセリン変更後，錐体外路症状の改善を認めた1症例　………………… 青嶌和宏 …… 68
23. 定型抗精神病薬からブロナンセリンへの切り替えにより，
　　抗パーキンソン薬を減量できた1例……………… 船橋英樹，直野久雄，石田　康 …… 71

索　　引 ……………………………………………………………………………………………… 75

Blonanserin Case Report

症例一覧表
(巻末索引もご活用ください)

Ⅰ. 初発統合失調症への効果

症例番号	年齢(歳)前回報告時	性別	初発・再発	入院歴	主症状	合併症	治療経過					掲載頁
							投与期間	BNS維持用量(mg)	併用薬	転機	主な副作用	
1	16	男	初発	無	幻聴,関係妄想,被注察感	無	2年5ヵ月	6	無	復学	軽い眠気	1
2	37	女	初発	有	妄想,幻聴	体重増加,高プロラクチン血症,便秘症	3年7ヵ月	6	センノシド,レバミピド	母親死去,デイケア・作業所通所,父親脳腫瘍罹患,父親の介護	体重増加,高プロラクチン血症	4
3	15	男	初発	無	幻聴,思考吹入,盗聴監視妄想	無	3年4ヵ月	2	ビペリデン,トリアゾラム,フルボキサミン	通信制高校に転校し卒業	アカシジア,錐体外路症状	7
4	23	男	初発	無	独語,空笑,幻聴,妄想	無	3年5ヵ月	16	無	無	無	10
5	22	男	初発	有	幻聴,妄想	無	3年2ヵ月	16〜20	クロナゼパム,フルニトラゼパム,マイスリー	就職し2年以上続け,辞めるが再び就職	無	14

Ⅱ．急性期（再発・再燃）への効果

症例番号	年齢（歳）前回報告時	性別	初発・再発	入院歴	主症状	合併症	治療経過					掲載頁
							投与期間	BNS維持用量(mg)	併用薬	転機	主な副作用	
6	39	女	再発	有	幻聴,考想化声,不眠,不安,注察妄想,被害関係妄想	無	3年6ヵ月	6	ブロチゾラム	買い物や友人との交流,デイケアの利用など社会活動の増加,就労意欲の向上	無	18
7	30代	女	再発	有	独語,妄想,易怒性	無	3年9ヵ月	8	トリアゾラム,ビペリデン	家業の飲食店での接客仕事に従事	軽度のアカシジア（一時的に手指振戦）	22
8	58	男	再発	有	幻覚,妄想	無	3年2ヵ月	4	一時的にベンゾジアゼピン系睡眠薬	退院後退職	一時的に軽度手指振戦	25
9	54	男	再発	有	幻聴,被害関係妄想,思考化声	糖尿病	3年0ヵ月	16	ブロチゾラム	入院せず外来で維持,デイケア通所	アカシジア	28
10	63	女	再発	有	幻覚妄想,支離滅裂,多弁,空笑,奇異行動	血糖コントロール不良(現在経過観察中/コントロール良好)	3年0ヵ月(約10ヵ月の休薬期間を含む)	12	クエチアピン,リスペリドン,レボメプロマジン	社会復帰に向けた日常生活訓練開始（グループホーム）	無	31

Ⅲ．他剤からの切り替え

症例番号	年齢（歳）前回報告時	性別	初発・再発	入院歴	主症状	合併症	投与期間	BNS維持用量(mg)	併用薬	転機	主な副作用	掲載頁
11	31	女	再発	有	幻聴, 意欲低下	無	3年5ヵ月	24	無	アルバイトをしたいと意欲が向上し, 検討中	無	34
12	40	女	再発	有	幻覚, 妄想	無	2年5ヵ月	24	スローハイム, リチオマール	無	無	37
13	27	男	再発	有	被害関係妄想	性機能障害	3年7ヵ月	16	無	病識, 家族, 仕事の継続	無	40
14	44	女	再発	有	幻聴, 妄想, 攻撃性	無	2年6ヵ月	24	無	大きなADLの向上はなく, 入院せずに落ちついている	無	43
15	37	男	再発	無	不安, 抑うつ気分	無	3年0ヵ月	4	ロルメタゼパム	地域生活支援センターへの継続した通所	眠気, ふらつきのため減薬し, これらの症状は消失	46
16	57	女	初発(慢性)	無	幻聴, 被害妄想, 感情表出の乏しさなど陰性症状	無	3年6ヵ月	8	無	被害関係念慮の消褪による職場での人間関係の改善	体調を崩したときに一時的にアカシジア様症状が出現	49

Ⅳ．多剤から単剤化へ

症例番号	年齢（歳）前回報告時	性別	初発・再発	入院歴	主症状	合併症	治療経過					掲載頁
							投与期間	BNS維持用量(mg)	併用薬	転機	主な副作用	
17	40	男	再発	—	幻聴, 被害妄想, 空笑	無	3年7ヵ月	24	ゾテピン（最終的に中止）	アルバイト開始	無	52
18	41	男	再発	有	幻聴, 独語	無	3年5ヵ月	16	無	作業所通所	無	55

Ⅴ．慢性期・維持期への効果

症例番号	年齢（歳）前回報告時	性別	初発・再発	入院歴	主症状	合併症	治療経過					掲載頁
							投与期間	BNS維持用量(mg)	併用薬	転機	主な副作用	
19	62	女	再発	有	幻聴	高血圧症, 右卵巣のう腫	2年5ヵ月	16～20	ビペリデン	実姉の死去, 症状再燃	BNS 20mg/日に増量後, 口渇の訴えあり	58

VI. アドヒアランス改善効果

症例番号	年齢（歳）前回報告時	性別	初発・再発	入院歴	主症状	合併症	治療経過					掲載頁
							投与期間	BNS維持用量(mg)	併用薬	転　機	主な副作用	
20	23	女	初発	無	幻聴,反響言語,注察感	無	3年11ヵ月	24	リスペリドン,トリヘキシフェニジル,クロキサゾラム	復学（通信制）,アルバイト開始	無	61

VII. 副作用回避

症例番号	年齢（歳）前回報告時	性別	初発・再発	入院歴	主症状	合併症	治療経過					掲載頁
							投与期間	BNS維持用量(mg)	併用薬	転　機	主な副作用	
21	20代	男	再発	有	関係妄想,幻聴	無	1年8ヵ月	24	無	無（入院中）	射精障害,過鎮静	65
22	63	女	再発	無	幻聴,体感幻覚,了解の悪さ	無	3年6ヵ月	8	フルニトラゼパム,クロナゼパム,ビペリデン,オランザピン	無	無	68
23	49	男	再発	有	幻聴,被害妄想,焦燥感,被刺激性の亢進	無	3年0ヵ月	12	プロメタジン	20数年ぶりの症状再燃による薬剤変更	無	71

1. ブロナンセリンが奏効した初発の統合失調症の1例

竹内 大輔[*], 小野 寿之[*], 玉井 顯[*], 和田 有司[**]

[*] 敦賀温泉病院精神科　　[**] 福井大学医学部病態制御医学講座精神医学

[症　例] 16歳，男性。
[主　訴] 幻聴，関係妄想，被注察感。
[既往歴] 特記事項なし。合併症なし。　　[家族歴] 精神疾患の負因なし。
[生活歴・現病歴] 3人同胞の第1子。出生，発育，発達に問題なし。おっとりしたところもあるが明朗活発な性格で友人も多かった。X年4月にA高校入学後，1学期半ばより意欲低下を自覚。夏休みより倦怠感の訴えあり，2学期以降は倦怠感・吐き気などを訴えて授業を休みがちになり成績も低下した。家族・教師などの勧めで当院初診。「軽症うつ病疑い」にてロフラゼプ酸エチル1mg/日を処方するも1回の受診で通院中断し，内服もほとんどせず。その後学校を休みがちになり，当院再診。初診時と同処方の内服により若干落ち着いたとのこと。X＋1年4月に2学年に進級して通学再開，当初は意欲を見せていたが4月下旬頃より幻聴（そこにいない人の声が聞こえる）が生じる。5月上旬に周囲からの視線を気にするようになり，「みんなにいじめられている」と訴えて不登校となる（学校側の調査でいじめの事実は確認されなかった）。5月下旬，自宅でも被注察感や「盗聴器が仕掛けられている」などの妄想が生じ，6月上旬には幻聴の頻度が増加。当院を再診し任意入院となる。PANSS：陽性尺度25，陰性尺度16，総合精神病理評価尺度41。長谷川式簡易知能評価スケール，MMSEはともに30点。身体的異常，中毒性物質の使用，意識障害なし。
[治療経過] 周囲の目を気にするような素振りが見られ，入院当初は他者との交流をほとんどせず自室にこもっていた。ブロナンセリン6mg/日より薬物療法を開始。入院2週目に8mg/日まで漸増したところ幻聴の訴えが減少し，その後ほぼ消失。入院3週目には表情が穏やかになり，被注察感の訴えも減少。周囲の誘いに応じて将棋などをするようになり，集団作業療法にも参加できるようになった。その後も安定した状態が続き，外泊をくり返したうえで8月下旬に退院，以後は外来通院を継続しつつ復学を試みている。同年10月のPANSS：陽性尺度11，陰性尺度13，総合精神病理評価尺度25。なお，本人の病識は不十分である。

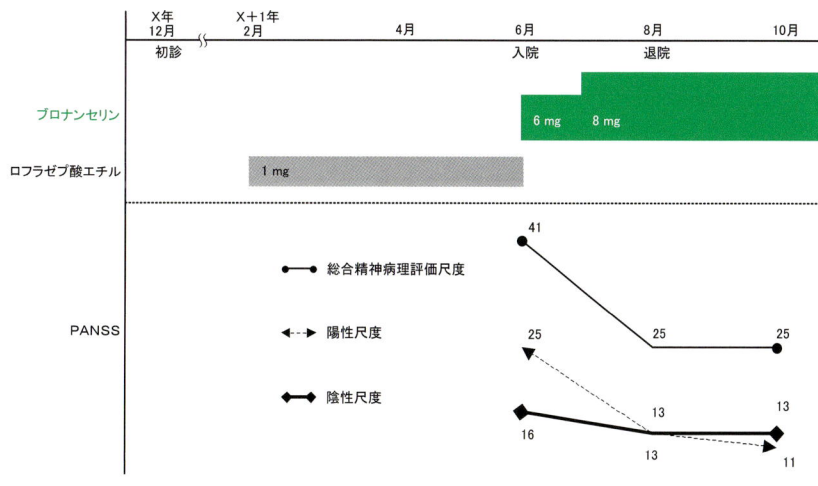

その後の経過

竹内　大輔[*], 小野　寿之[*], 玉井　顯[*], 和田　有司[**]

[*] 敦賀温泉病院精神科　　[**] 福井大学医学部病態制御医学講座精神医学

　退院後は，易疲労感がやや残存していたものの，平日は家事を手伝ったりするなどして過ごし，休日は家族と近隣に出かけたりするなど，家人との関係は良好な状態が続いた。通学に関しては，週に1～2日のペースで保健室登校から開始し，それを徐々に増やしていく方針とした。登校したときには担任から課題としてプリント数枚を渡されたが，本人は簡単な内容であればこなすことはできるものの，難しい内容になると十分に解答することができないという状態が続いた。同年12月上旬には，保健室で定期試験を受けたが，成績はあまり芳しくなかった。しかし徐々にではあるものの，プリントに対して意欲的に取り組めるようになった。また，通学に関しても保健室登校ながらほぼ毎日行くことができるようにもなった。

　しかしながら，翌年（X＋2年）2月の学期末試験では進級に必要な単位を取得できず，留年が決定した。同校では，留年する学生はほとんどいないのが実情で，本人が新学期からも教室に入りづらい状態が継続してしまうことが懸念された。このため，関係者と数回にわたって面談を行い，定時制の高校に編入することを本人に提案した。本人も転校に意欲を見せたため，面接と作文の編入試験を経て，X＋2年4月より，B市C高校に転校することになった。

　C高校では当初は教室に入ったものの，「1～2時間の授業を受けた後は保健室や職員室で過ごす」というパターンになることが多かった。本人に尋ねたところ，「保健室や職員室で先生と話したりするほうが，自分がなんとなく落ち着く感じがする」「無理せずに通学を続けるには，このほうがよいと思う」と述べ，幻聴や被注察感などの病的体験は否定していた。勉強に関しては意欲的に取り組むようになり，成績も安定してきた。同年8月頃より，毎日ではないが日中の眠気があることを訴えるようになったため，ブロナンセリンを6mg/日に減量した。

　X＋3年4月に3年生に進級した。その頃，帰りのバスが同じであったことをきっかけに，同じ学校で1人の友人ができた。そして，学校帰りに時折ファストフード店に寄り，一緒に買い食いするなどの交流が始まった。同年夏に学校で担任と本人が面談したときには，「今後のことを考えて，自分はいろんな人ともっと積極的に交流をしなければならないと思う」との発言がみられた。そして，2学期からは教室に入ってクラスメートと共に授業を受けるようになった。

　同年11月のPANSS：陽性尺度8，陰性尺度7，総合精神病理評価尺度20。

考　察

　本患者は，16歳で発症した初回エピソードの統合失調症例である。現在は維持期に相当するが，再発の可能性には十分に留意する必要性があり，今後も予断が許されない状態が続く。

　元の学校では留年したものの，転校先では徐々に意欲や集中力の改善を認めるようになり，周囲との交流に対しても積極的になってきている。

　当初からブロナンセリン単剤で治療を開始したが，陽性症状に対しては十分な効果があった。また，時間はかかったものの陰性症状にも改善がみられており，これに関してはブロナンセリン

【その後の経過図】

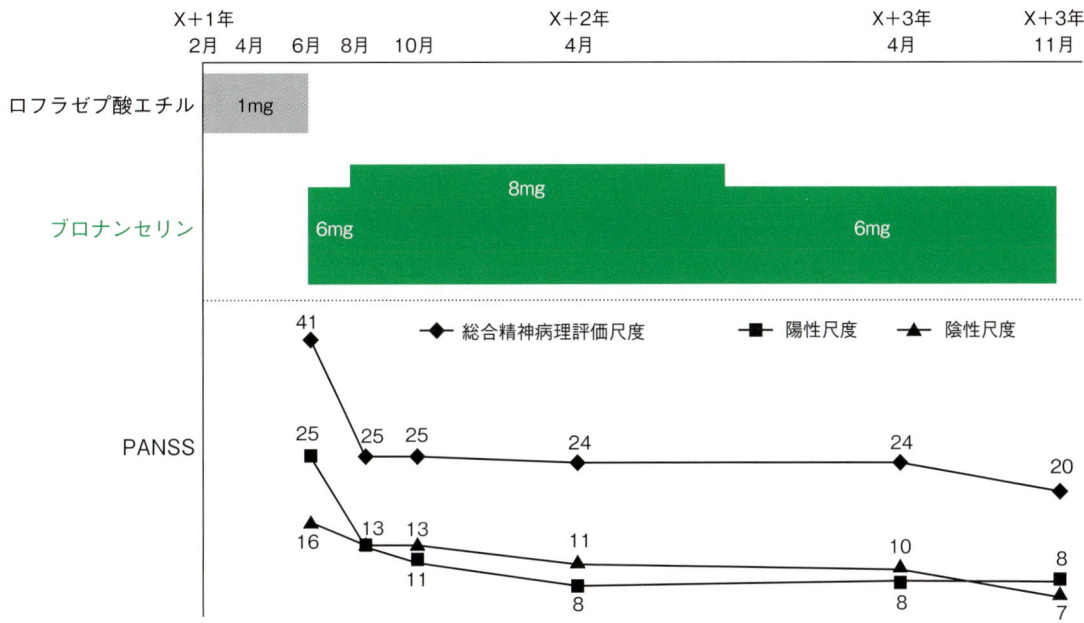

が非鎮静系の抗精神病薬であるというメリットが発揮された可能性がある。また，約2年の経過中に大きな副作用もなく，服薬の継続性も良好であった。以上の点からも，ブロナンセリンの有効性は評価できると考えている。

2. ブロナンセリンを初発時から使用し，約1年間の継続投与が可能となった症例

岩田 健司

布袋病院精神科

[症　例] 37歳，女性。

[主　訴] 妄想，幻聴。

[既往歴] 特記事項なし。合併症なし。　[家族歴] 精神疾患の遺伝負因なし。

[生活歴・現病歴] 同胞3人の第3子次女。出生，発達に特記事項なし。真面目で活発な性格で小・中学と問題なく過ごし，専門学校へ進学。卒業後就職するも1年で退職，人間関係がうまくいかず入退職をくり返した。X-2年頃より結婚への焦り，両親の高齢化への不安からストレスを感じ，自宅に引きこもる生活を送る。X年4月頃より「カメラで覗かれている」「ピーポーと音がする」と病的体験を訴え，父親に連れられ他院受診。病識はなく拒薬し，自室に閉じこもり拒食，不眠となる。同年4月末，父親に連れられ当院受診。注察妄想，幻聴，奇行（窓にガムテープを貼る）を認め，不穏，易怒，興奮，猜疑心が強く，医療保護入院となる。

[治療経過] ブロナンセリン8mg/日を中心として薬物治療を開始。入院当初は耳を両手でおさえるといった行動がみられ，幻聴の存在が考えられた。幻聴についての質問には「みんな（他患）の輪に入れない」と的外れな応答であった。医療者に対しての猜疑心，敵意が強く，目玉の絵を紙一面に書くといった奇行，病的体験も活発なため，ブロナンセリンを16mg/日まで増量。1ヵ月後には猜疑心，敵意などは和らぎ，ある程度落ち着いて診察を受け，幻聴の存在を認め，軽減していることを語った。病識も芽生え始め，入院時を振り返り不安になることがあり，ロラゼパムを開始し任意入院へ変更。次第に病的体験が消失，症状が安定し，外出・外泊を重ね2ヵ月後に退院した。退院後より呂律困難，流涎といった錐体外路症状を認め，ブロナンセリンを減量し抗パーキンソン薬を使用開始。経過中に母親ががんに罹患，不安が増強したためロラゼパムを使用した。外来には定期受診し，目立った陰性症状や過鎮静はない。ブロナンセリンを約1年間継続投与しながら母親の代わりに家事全般をこなし，友人と食事に出かけるなど再発なく経過している。

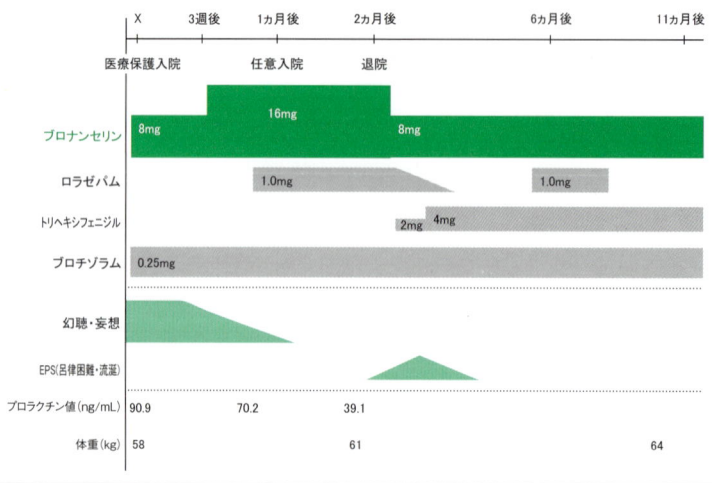

その後の経過

岩田　健司

布袋病院精神科

　軽度姿勢反射障害を認めブロナンセリンを 8mg から 6mg へ減量し継続，不安が強く，アルプラゾラムを使用した．内服量は少しずつ増加した．抗パーキンソン薬，睡眠薬に関しては継続．経過中，復職への意欲が生じ，ステップとしてデイケアに参加，その後作業所の体験をした．妄想は出現することなく経過している．不安が高まると一時的に幻聴（「ピンポンと音がする」など）を認めるが，抗不安薬を頓用して落ち着くことができている．母親が末期がんを患っていることが判明し入院したときには，陰性症状が一時的に出現し，意欲の低下を認めたが，母親死去後は，特に不穏になったり再発したりすることもなく，次第に陰性症状も消失していった．その後，再入院することなく，定期的な外来治療を継続している．

　QOL の変化としては，母親のがん罹患中には母親の介護をし，母親の死去後は就労にむけてデイケア・作業所への通所を行った．その後，父親に重度の脳腫瘍があることが判明，対症療法としての手術を行ったが麻痺が残存した．また，認知症を併発し介護施設に入所したが，患者はその介護を献身的に行っている．母親の死去，父親の脳腫瘍判明，その後の介護と，本人をとりまく環境が大きく変化している．ストレスフルなイベントを体験しているが，「父親がなくなったら，仕事をして自立した生活をしないといけない」と落ち着いて語り，現実検討はできている．

　また，患者は初発時より内服を継続しており，患者は「薬で安定している」と語っている．精神症状の安定の実感があり，結果，定期的な通院治療につながるなど，治療アドヒアランスは高い．

考察

　ブロナンセリンを発売当初から使用し，約 3 年半の投与歴がある症例を報告した．

・**主剤をブロナンセリンにする（または単剤化する）メリット**：幻覚妄想症状が激しい初発急性期治療においてブロナンセリンが有効で，維持治療に関してはブロナンセリンは副作用が少なく，過剰な鎮静も少ない．そのため過鎮静におちいることなく，比較的高い QOL が得られている．また，陽性症状への効果も高く，幻覚妄想が再燃することもないことから，主剤をブロナンセリンにする（または単剤化する）メリットはあると考えられる．

・**ブロナンセリン長期使用によるメリット（効果や安全性など）/デメリット（副作用など）**：ブロナンセリンは陽性症状に確かな効果があること，副作用の少なさから長期の維持にも適している．当症例においては錐体外路症状（EPS）が出現した．対応は原則としてブロナンセリンの減量が望ましいが，当症例においては減量後も軽度の EPS が残存したため，少量の抗パーキンソン薬にて対応した．現在の臨床医療では，薬物の脳内部位選択性，レセプター占拠率，薬物動態をモニタリングツールにおいて定性的・定量的に評価することは難しく，場合によってはブロナンセリン減量により辺縁系への D_2 遮断の効果が十分に得られないことも考えられる．幻覚妄想への十分な効果が持続できるよう，少量の抗パーキンソン薬併用は妥当な判断であったと考えている．

　また当症例においてはプロラクチン値 14.3 〜 87.2ng/mL と幅があり，入院初期のプロラクチン値も高値であった．その後，長期の経過において高値が出現することもあり，これはブロナンセリンの副作用と考えている．筆者の経験から時折ブロナンセリンにて同症を認めることがあるが，当症例では短期的問題である性周期などの性機能障

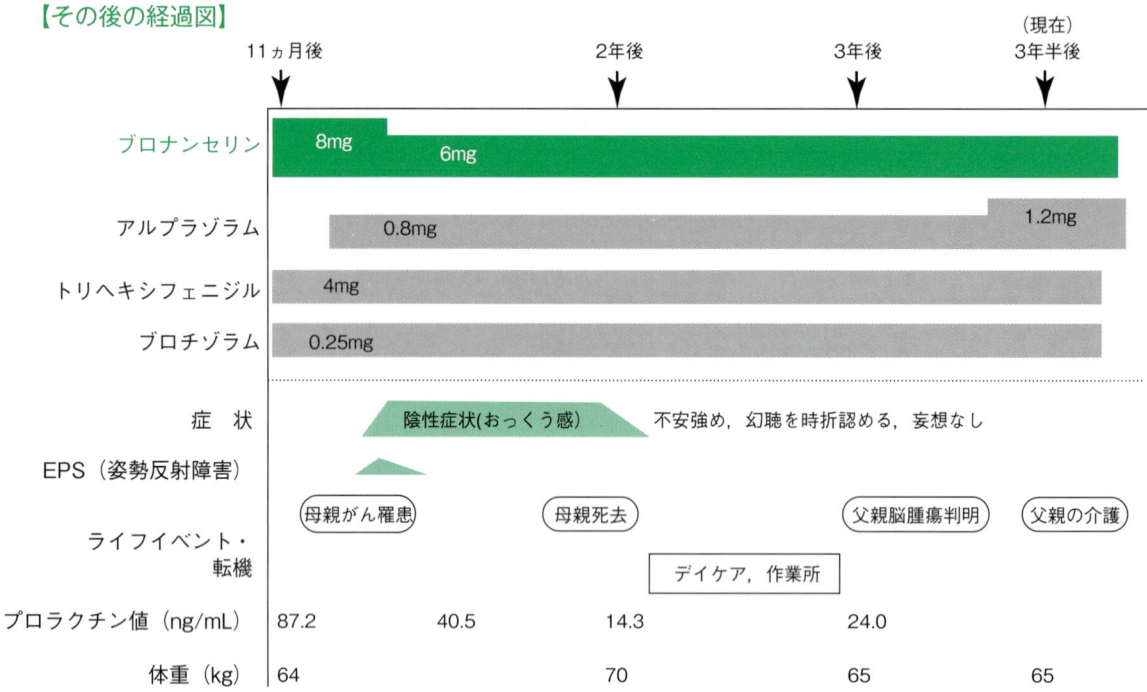

【その後の経過図】

害はきたしていない。長期的問題点に関しては骨量をモニタリングすることが望ましいが，現精神科医療の体制においては十分なモニタリングができていないという現状がある。現在も定期的に問診と血液検査を行い，慎重に経過観察中である。

体重増加は，治療前が引きこもりの状態で拒食していたことから，ある程度の上昇は自然な経過と考えることができる。64kgから70kgに体重増加した時期は陰性症状が出現しており，意欲・活動性の低下を認めていたため，薬物のみの副作用かどうか判断は難しい。今後体重増加については，生活習慣病のリスク，QOL（女性では体型や体重に関しての興味・関心が高い）などを鑑みながら，本人と診察で相談していくことが望ましい。脂質・糖代謝においては定期的な採血検査において異常は認めていない。過鎮静となることもなかった。

・**服薬継続性と服薬アドヒアランス**：統合失調症は慢性疾患であり，維持期の服薬継続率，治療アドヒアランスの高さには薬剤副作用の少なさが重要である。ブロナンセリンは副作用の少なさから高い服薬継続率，治療アドヒアランスが得られる薬剤のひとつと考えられる。

・**患者の変化**：当症例は非常に大きなライフイベントを経験したが，再発・再入院することなく経過できたことは薬物治療による症状の安定が寄与したことが大きいと考える。

・**今後ブロナンセリンに求めること**：ブロナンセリンは受容体結合においてドパミンに選択性が高く，急性期治療の幻覚妄想症状に有効であること，他の受容体に影響を及ぼしにくいといった特性から，長期の使用において過鎮静，脂質・糖代謝異常，プロラクチン関連などの有害事象が少なく，急性期治療から維持治療にわたって使用可能な薬剤と考えられる。

統合失調症の治療経過は長期に及び，また，発症は青年期に多く，長期経過を考えると急性期の症状安定は当然求められることであるが，就労，恋愛，友人関係，結婚，本人の高齢時QOL・ADLなど，維持期におけるQOL・well-beingを高めることが求められるようになっている。当症例においても診察時に就労，結婚が話題になることがある。現在解決には至っていないが，今後，ブロナンセリンがこの点について，患者にとっての一助となることが期待される。

3. ブロナンセリンが奏効した初期統合失調症の症例

青木 孝之

青木メンタルクリニック

[症 例] 15歳，男性。　[主 訴] 幻聴，思考吹入，盗聴監視妄想。
[既往歴] 特記事項なし。合併症なし。　[家族歴] 遺伝負因なし。
[生活歴・現病歴] 2人同胞第2子。高校1年在学中。中学3年春頃から「学校が面白くない」と言って休みがちになる。高校入学後は登校していたが，「本当は学校へ行きたくない。学校のことを考えると気持ちが暗くなる，学校に興味がわかないので辞めるか続けるかを悩んでいる」と述べ（いじめなどの存在は否定），母親同伴でX年6月に当院初診。「修学旅行がトラウマになった。それから学校へ行きたくない」と語り，心因性の抑うつ状態を疑った。しかし話の内容は滅裂ではないが要領を得ず，表情の動きが乏しく感情の抑揚も現れず，淡々とした口調でやや多弁に話す状態に違和感を覚え，「世の中が変わってしまったような感覚はなかったか」と質問したところ，「周囲の人が以前と変わって，入れ替わってしまった感じがする」と語り始め，カプグラ症候群様の妄想知覚の存在が明らかになった。思考吹入，幻聴，盗聴監視妄想など病的体験の存在，それらが修学旅行の頃から始まったことも判明した。本人と母親に「統合失調症」の診断と薬物療法による治療が必要である旨を説明し，治療開始となった。

[治療経過] 幻覚・妄想など異常体験はあるが精神運動興奮は認めず，鎮静の必要性はないと考え，アリピプラゾール3mg/日分1朝より開始。日中の眠気が強く日常生活に支障をきたしたため，夜服用へ変更した。昼間の眠気はやや軽減したが幻覚・妄想は不変であり，6mgに増量。眠気が終日続き日常生活リズムが整わなくなったためオランザピン2.5mg/日へ変更，症状変化と眠気をみながら徐々に増量し7.5mgで症状はやや軽減したがアカシジア出現，ビペリデン2mg/日分2朝夕でアカシジアは消退した。しかし体重増加を気にして本人も母親も薬剤変更を強く希望するため，ブロナンセリン8mg/日分2朝夕に変更。間もなくアカシジアと流涎など錐体外路症状が再出現，ビペリデンを4mg/日分2へ増量し同症状は改善した。「薬を変えてから幻聴はほとんど聞こえなくなり，見られている感じもなくなった」と語り，幻覚妄想はほぼ消退した。2学期から少しずつ登校再開したが不安緊張による不眠を訴え，トリアゾラム0.25mgを追加投与。その後特別な誘因なく「何だかわからないけど無性に寂しい」と訴え，不安抑うつ気分と考えてフルボキサミン50mg/日分2朝夕を追加，状態をみながら100mg/日分2へ増量。寂しい感覚が和らぎ，気分も落ち着いた状態となった。現在ではほとんど休むこともなくなり，学校にも塾にも通っている。

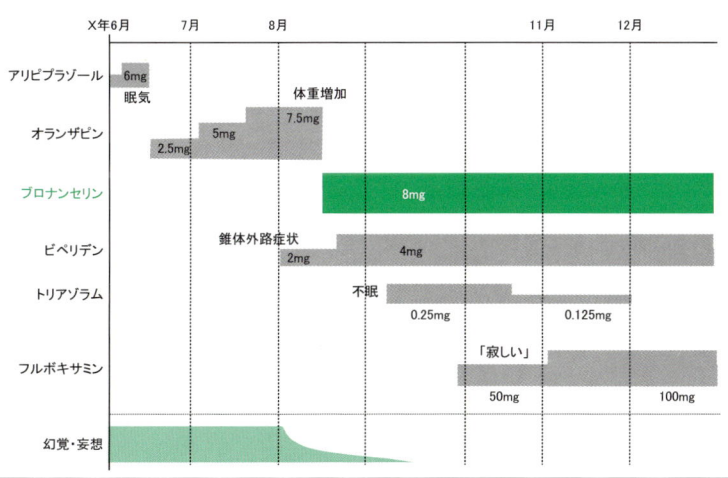

その後の経過

青木 孝之

青木メンタルクリニック

　前回紹介したように，向精神薬の調整により幻覚妄想および不安抑うつ感が軽減したことで，高校1年生の2学期（X年9月）には精神状態が比較的安定し，本人なりに頑張って登校していた。しかし，3学期（X+1年1月）に入ると「学校での嫌な記憶（内容は話したがらない）が思い出されて気持ちが暗くなる」と訴え始め，本やノート，鉛筆などを何度も引き出しに出し入れしたり，家中の電気が消えているかを確認して回ったりといった強迫行為が出現し，同時に終日の眠気を訴えるようになり，再び登校できなくなった。不安感と強迫症状の軽減を目的として処方薬を増量するか否かを検討したが，眠気増大により日常生活活動が低下している現状では，増薬より環境調整による不安軽減が望ましい旨を提案したところ，本人と両親と学校とで相談し，2年生の4月（X+1年4月）からは通信制高校に転校することになった。同時に服薬内容を半減したところ，日中の眠気はほとんどなくなり，本人の気持ちも落ち着いたのか確認行為も減少し，自宅でリズムの整った生活を過ごしていた。

　しかし転校後の学校生活（課題提出やスクーリングなど）が普通にできるかどうかと心配するようになり，X+1年3月中旬頃から不眠を訴えるようになったが，ブロマゼパム1mgを就寝前に服用して改善した。X+1年4月下旬に流涎が出現したが，手足の振戦やムズムズ感などは認めず，原因不明の不全型錐体外路症状と考え，対症的にプロメタジンを少量服薬し消退した。

　その後は，不安緊張感がときおり出没したが，塞ぎ込んで寝込んだりすることも，自宅に引きこもったりすることもなく，生活リズムを保ちながら，家の作業の手伝いをしたり，ウォーキングなどで体力も維持しながら過ごすことができ，宿題やレポートなどの課題もだいたいこなして，体育実技の授業への出席や，スクーリングにも何とか参加するなど，比較的安定した状態が続いていた。また本人と家族から減薬の希望があり，X+1年10月上旬からそれまでの服薬量の半分に減薬してみたが，症状の悪化はなく穏やかな状態が持続していた。

　翌年，高校3年生になり月に1回の割合でレポート提出に登校できていたが，X+2年5月になって「誰もいないのに，自分の近くに人の気配を感じて，見張られているようで不気味な怖さを感じる」と訴えたため，ブロナンセリンを4mgへ増量して経過を診たところ，同症状は徐々に軽減し7月には消退した。X+2年11月には朝の服用分であるブロナンセリン2mgを飲み忘れることがあったが精神状態に変化なく，安定が続いていたため，X+2年12月にブロナンセリンを減量した。翌年，X+3年3月に高校を卒業できた。またX+3年10月には，これまで服用し続けていたビペリデンも中止することができた。

　現在，大学受験を目指して勉強中であるが，生活リズムと体調を整えながら，精神状態も安定した経過である。

考　察

　15歳で発病し，現在まで4年が経過している症例である。発病初期に治療を開始したことによって，精神病症状が長期にわたって本人を苦悩せしめることなく軽減し，被害関係妄想の頑固な構築もなされずに，比較的穏やかな日常生活を送

【その後の経過図】

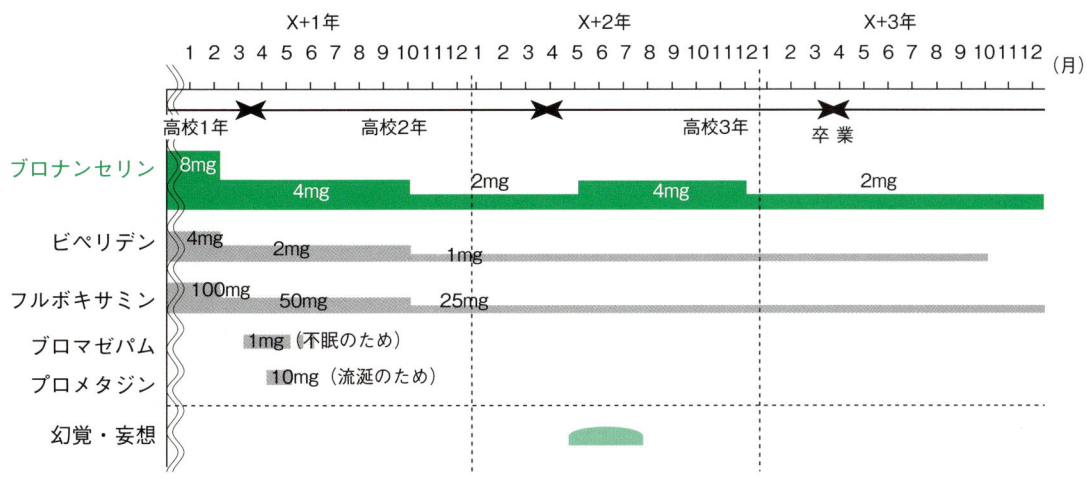

れている。この点を考えるとブロナンセリンが有する精神病症状に対する高い効果が本症例では奏効し，その後のQOLにとっても良好な影響を示したと考えられる。

また，ときおり出現する不安・緊張感は現実的な問題に対しての不安であり，考え方や対処法・環境調整により軽減が期待できると判断して実践したところ，良好な結果を得られた。必要以上の薬物療法は，眠気や過鎮静により日常生活の活動性を低下させてしまい，かえってQOLにマイナスの影響があると考えられるため，症状を完全に消去しようとせず，自分の症状を理解して，症状と付き合いながら生活する大切さを指導すること

と，本人や周囲の症状との関わり方が大切であると考えられる。

なお，ブロナンセリン服用の初期から出現していたアカシジアなどの錐体外路症状の改善の目的で，長期間ビペリデンを服用していたが，徐々に減薬していき，最終的には本人も「飲まずにいても副作用症状が出ない」ということが自覚でき，併用を終了した。一般的には錐体外路症状などの副作用は服薬初期か抗精神病薬の増減の時期に発現し，その後は消退するが，本症例で長期にわたり抗パーキンソン薬が終了できなかったのは，発現当初の違和感が強く記憶に残っていたためであろうと推測する。

4. 初発統合失調症にブロナンセリンが奏効した1例

吉川　慎一

医療法人社団仁和会　児玉病院

[症　例] 23歳，男性。　[主　訴] 独語，空笑，幻聴，妄想。
[既往歴] 特記すべきことなし。合併症なし。　[家族歴] 精神医学的遺伝負因なし。
[生活歴・現病歴] 同胞2名第1子。出生・発育に問題なし。元来おとなしい性格で，友人も多くはなかったが対人関係に大きな問題はなかった。幼少時から飽きっぽく物事が長続きしない面が目立っていた。高校中退後，新聞配達など職を転々とする。18歳時，専門学校に入学するが1年時に中退。その後も職を転々とするが長続きせず。X年2月に異性交際を始め，結婚するために正社員になろうと思うようになる。4月初め，父親の紹介で就職予定だった正社員の仕事を突然辞退。5月中旬から「お前は駄目だ」という幻聴が聞こえるようになり，自分は駄目な人間で社会に通用しないのではないかと思い悩む。6月初旬から不眠となり物事が手につかなくなる。6月24日，東京に出奔。翌25日，ブツブツと小声で話しニヤニヤ笑いながら交番の周りをウロウロしていたため警察に保護され，同日両親が迎えに行く。26日，帰りの新幹線内でも独語と空笑が目立ったが興奮は認められず，両親と一応の疎通は取れた。同日，両親同伴で当院外来受診。外来受診時，表情は硬く，何かを警戒した様子であった。こちらの質問に対しての受け答えはできた。小声での独語が少し認められたが，それを指摘すると強く否定した。現在までの行動や独語，空笑，被害妄想が推測されることなどから妄想型統合失調症と診断。両親が自宅に連れ帰ることへの不安を訴え，また今後の行動化の可能性も考えて入院治療が適当と考えた。説明したところ何とか入院に同意し，任意入院となる。

[治療経過] ブロナンセリン4mg，ブロチゾラム0.25mgで治療開始。6月28日（入院第2病日），「昨晩は久しぶりにぐっすりと眠れた」と話し，入院時と比較して幾分表情も穏やかになっていた。しかし他患と話すことなく，喫煙所に居ることが多く，独語や空笑が目立っていた。6月30日，ブロナンセリンを8mgに増量。7月2日，病棟行事に参加するようになる。話しかけると笑顔も見られるようになり，独語や空笑はほとんど認められなかった。「黙っていたが，入院前に自分を悪く言う幻聴が聞こえ，また他人に見られているような気がしてしんどかった」と幻聴や被害妄想などの病的体験を話せるようになった。7月6日，両親同伴で外出。独語や空笑もなく，外出できたことを喜んだ様子であった。その後も病棟内で落ち着いた行動ができており，早期の退院を希望したため，7月10日（第14病日）退院となった。退院後は当院外来通院となり，内服継続とともにしばらくは仕事も探さず家でゆっくりと休養するように指導を行った。退院当初は易疲労感，倦怠感などを訴えていたが，退院して約1ヵ月後にはそうした訴えもなくなり，「家に居るのは退屈で働きたい」としきりに就職を訴えるようになった。本人の強い希望で，退院後約3ヵ月経過した10月初めからアルバイト勤務を開始。やや早い社会復帰であり，症状の再燃などを心配したが，現在まで精神症状の再燃もなく継続して働くことができている。ブロチゾラムは7月30日で中止し，ブロナンセリン8mgを維持して単剤投与とはしたが問題なく，アドヒアランスも良好である。副作用も投与期間を通じて認められなかった。

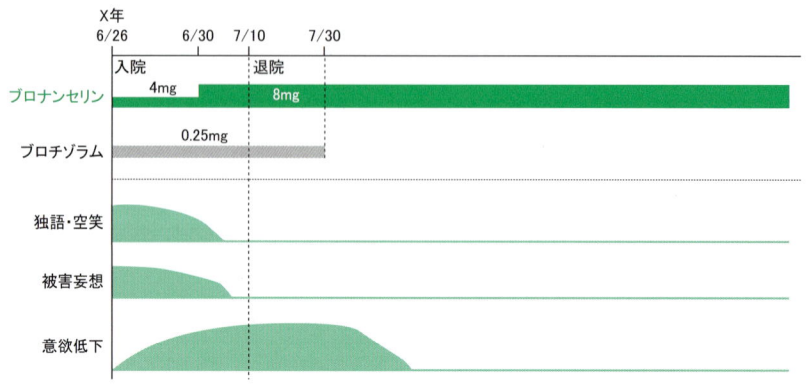

その後の経過

吉川 慎一

医療法人社団仁和会　児玉病院

　薬物療法としては，ブロナンセリン8mgを継続投与した。外来は月に1回の通院を定期的に行い，服薬アドヒアランスも良好であった。

　統合失調症を発症する前から問題となっていた就労に関しては，退院3ヵ月後のX年10月から遊技場のアルバイト店員として就労を始めたが，週に1日しか休みがないなどの理由で疲労を訴え，3ヵ月で辞めることになった。その後すぐに正社員の工員として働いたが，これも長続きしなかった。それからは，本屋の店員として週2回程度のアルバイトを行ったが，疲労感なく続けることができた。しかし，「自分はいい歳なので将来のことを考えて正社員として働きたい」という訴えは続き，診察時には，ハローワークで仕事を探しているが見つからないといったことや将来への不安を訴えていた。病前までの適応状況などから正社員として働くことは困難であると考え，あまり焦らずに，まずはアルバイトを頑張って続けてみてはどうかといった生活指導を行っていたが，あまり納得できない様子で，ハローワークへ行くことをくり返していた。

　X+3年4月20日頃から不眠が始まり，4月26日にブロチゾラム0.25mg追加。4月27日になって大声や独語，何度も手を叩くといった奇異な行動や精神症状が急激に出現したため，4月29日に両親に連れられ当院外来を受診した。受診時には疎通も十分に取れ，落ち着いて話をすることができたが，独語や空笑が目立ち「人に悪口を言われている，噂をされている」と被害妄想が認められ，両親は入院治療を希望し，本人も嫌がることなく同意したため，同日当院の開放病棟に2回目の入院となった。

　薬物療法としてブロナンセリン以外の抗精神病薬への変更も考慮したが，ブロナンセリンを投与開始後3年近く経っていること，錐体外路症状（以下EPS）などの副作用もなく，また服薬アドヒアランスが良好であったこと，本症例への投与量8mgが一般的なブロナンセリン投与量と比較して少なかったことから，まずはブロナンセリンの増量を治療方針とした。そのため，入院初日の4月29日，ブロナンセリンを8mgから16mgへと増量し，入院中16mgを継続投与とした。また，不眠が続いていたためエスタゾラム2mgを追加した。

　入院後の精神症状は，幻聴の存在は本人が強く否定したが，独語や空笑は顕著であり，病棟内にて一人で過ごしているときには目立って観察されていた。他人から何かをされるのではといった被害妄想も認められたが，疎通性は良好で，質問に対しては的確に答えることができ，入院初日から他の入院患者とゲームをするなど対人接触も良好であった。また不眠も入院後すぐに改善し，入院前に認められていた奇異行動や興奮は一切認められなかった。

　5月12日（第14病日）には「被害妄想がなくなり，気持ちがかなり楽になった」と話したが，独語や空笑は依然として続いていた。5月25日頃（第27病日）には独語や空笑もあまり観察されなくなったため，試験外泊を行ったが，問題なく家庭で過ごすことができたので5月30日（第32病日）に退院となった。

　ブロナンセリンの副作用については，入院後

【その後の経過図】

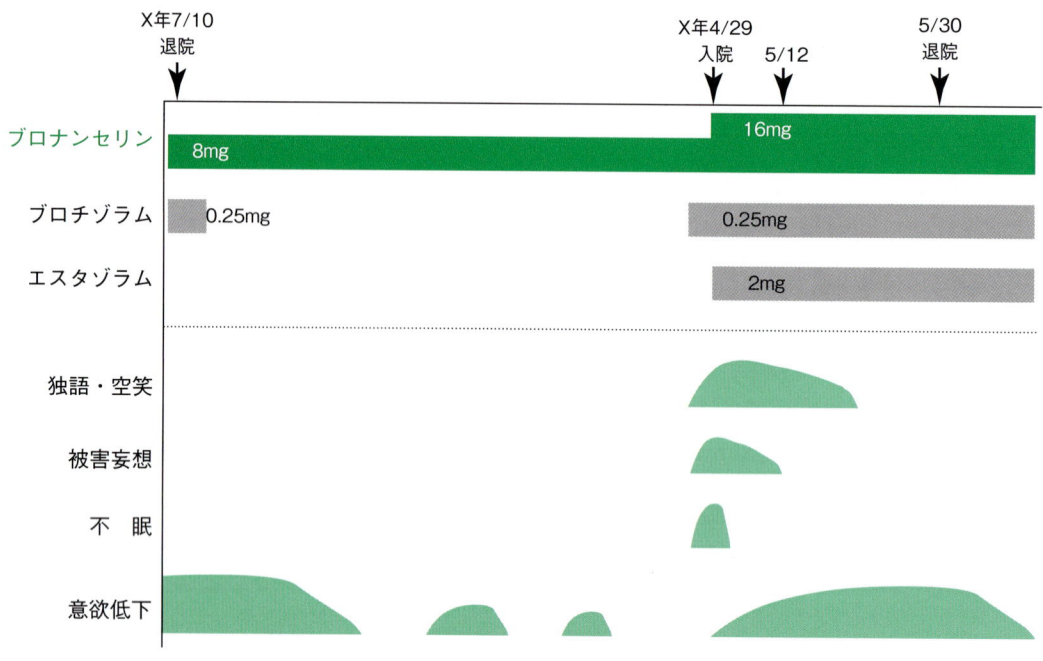

8mgから16mgに増量したが，EPSなどの副作用の出現はなく，体重増加も認められず（食思良好であったが入院期間中体重は4kg減少），服薬アドヒアランスも良好であった。

退院後の経過であるが，ブロナンセリン16mgを現在まで投与継続している。退院時には独語や空笑は認められなくなっていたが，退院後しばらくは易疲労感や倦怠感の訴えが続いた。しかし，退院後3ヵ月程度でそうした症状もかなり改善した。就労の意欲も出てきて，退院4ヵ月後のX＋3年の10月初めにはアルバイトに応募し，結果は不採用であったが落ち込むことなく，「まあ仕方ない。またいいのがあれば応募したい」と語った。就労については，早期の就労は精神症状再燃の危険性もあるのであまり焦り過ぎないようにと指導しており，本人も「入院前は正社員になろうと焦っていたが，今はそうでもない」と最近は語っている。日常生活はテレビを見たり，バイクの運転を楽しんだり，時々ショッピングモールに買い物に行くなどして，落ち着いて生活することができている。薬物療法については，退院後もブロナンセリン16mgを現在まで投与継続している。

考　察

本症例は統合失調症を発症して以来，3年以上にわたってブロナンセリンを単剤投与している症例である。EPSや体重増加といった副作用が認められず，併用薬はベンゾジアゼピン系の睡眠薬のみで抗パーキンソン病薬などの併用はなかった。

初回入院の後，約2年7ヵ月で再発・再入院となったが，その間の服薬アドヒアランスは良好であった。それにもかかわらず再発したのは，薬物療法に関する要因としてブロナンセリンの投与量が考えられる。ブロナンセリンの臨床用量は8〜24mgであるが本症例は最初8mgを維持期の投与量としており，臨床用量の下限を投与していた。ブロナンセリンの有効投与量についてのエビデンスは少ないが，positron emission tomography（PET）による試験では，ブロナン

セリンの至適用量が 12 〜 22mg と報告されており[2]，また実際臨床で用いられている平均投与量も 14 〜 17mg 程度の報告が多く[1,3]，本症例は十分量の投与を行うことができていなかった可能性がある。ブロナンセリンを 16mg まで増量すると精神症状が改善したことから投与量が少なかった可能性もあるが，一方で初発時に 8mg で陽性症状や陰性症状を含めた精神症状が改善しており，投与量設定の難しさが感じられた。抗精神病薬の有効投与量の設定には忍容性との関係など難しい問題があるが，ブロナンセリンは市販後比較的短く，今後も検討や研究が必要であると考える。

最後に，ブロナンセリンはいわゆる「非鎮静系抗精神病薬」と言われ，陽性症状にはある程度有効ではあるが，興奮を伴う症例には比較的不向きであるとも言われている。本症例は，独語・空笑や被害妄想といった陽性症状は著明だったが，興奮はなく，非鎮静系の抗精神病薬に最適な症例であったと言えるかもしれない。鎮静系の抗精神病薬によく出現する眠気や体重増加といった副作用もなく，そのことが良好な服薬アドヒアランスにつながった可能性もあり，ブロナンセリンは同様の精神症状の患者に対して投与を試みる価値があると考える。

文　献

1) 石垣達也，青山　洋，熊田貴之　他：Blonanserin の多施設共同による臨床的有効性・安全性の検討．臨床精神薬理，13：2315-2317, 2010.
2) 舘野　周：PET を用いた新規抗精神病薬 blonanserin の評価．臨床精神薬理，14：334-341, 2011.
3) 堤祐一郎，春日雄一郎，伊坂洋子　他：急性期統合失調症入院患者 70 例に対する blonanserin（BNS）の治療有用性．臨床精神薬理，14：1523-1540, 2011.

5. 統合失調症急性期治療においてブロナンセリンを第一選択薬に用いた1例

渡邉 佑一郎

財団法人慈圭会　慈圭病院

[症 例] 22歳，男性。
[主 訴] 幻聴，妄想。　[既往歴] 小児喘息。　[家族歴] 父親がうつ病にて外来通院中。
[生活歴・現病歴] 同胞2名第1子。元来真面目でおとなしい性格であった。小・中学校では成績優秀で，陸上部に所属し学業との両立もできていた。地元の県立高校に進学したものの，高校では学業と部活の両立に悩むようになり，入退部をくり返したり気分も抑うつ的となったりしていた。また同時期に頸部のチック症状も出現している。X−3年高校卒業後に上京し，予備校に通いながら受験勉強に励んでいた。この頃から「警察に追いかけられている」といった妄想が出現していたようだが，特に治療は受けず，X−1年に二浪の末A大学に合格，しかし一度も登校せず，より難易度の高いB大学を目指して予備校通いを続けていた。X年3月に独語，空笑，奇異行動が顕著となり，父親の勧めでCクリニックを受診するも，病識がなく外来治療を中断。「自分は財閥とつながりがある」「祖父とやくざが関係している」「TVに出演してくれと頼まれている」といった妄想や「おまえはすごい奴だ」といった幻聴が次第に活発となってきたことから，夏休みで実家に帰省している際に両親に連れられ，X年8月6日当院初診，同日医療保護入院となった。
[治療経過] 入院直後は落ち着きがなく「病気でもないのにどうして入院になったのかわからない」と病識も乏しかった。家族やスタッフに対する敵意を認め，「みんなが陥れて入院させたのだ」といった訴えが聞かれた。また「自分はA財閥の御曹司なのだ」といった誇大的発言も認めた。緊張もあったのだろうが，頸部のチック症状も頻回に出現していた。妄想型統合失調症と診断し，ブロナンセリン8mg/日（朝夕2回投与）より開始。入院時PANSSは陽性尺度22点，陰性尺度9点，総合精神病理評価尺度35点。ブロナンセリン開始後は一度も拒薬せず，入院後約1週間で敵意は緩和され，スタッフや他患者との交流も増えてきた。この時期には幻聴の訴えも聞かれなくなり，入院後約2週間で妄想の訴えも目立たなくなった。その後も落ち着いた状態が続き，9月には閉鎖病棟から開放病棟に転棟。転棟後も幻覚・妄想といった陽性症状は目立たず経過し，頸部のチック症状も消失していた。しかし，入院による活動制限も一因であろうが，自閉的な傾向がやや強まり，10月よりブロナンセリン12mg/日に増量。当院デイケア活動への参加を促すなど，自閉的傾向に陥るのを予防する働きかけも行い，徐々に積極性は回復してきた。妄想や奇異行動も認めず，退院後もデイケア活動を継続するという意欲も出てきたことから10月末日退院。両親と同居している自宅へ戻った。退院時PANSSは陽性尺度13点，陰性尺度14点，総合精神病理評価尺度22点。現在も外来通院を継続しており，デイケア通所も続けている。なおブロナンセリン投与後，錐体外路症状，起立性低血圧，不眠，体重増加，高血糖といった副作用は現在に至るまで認めていない。

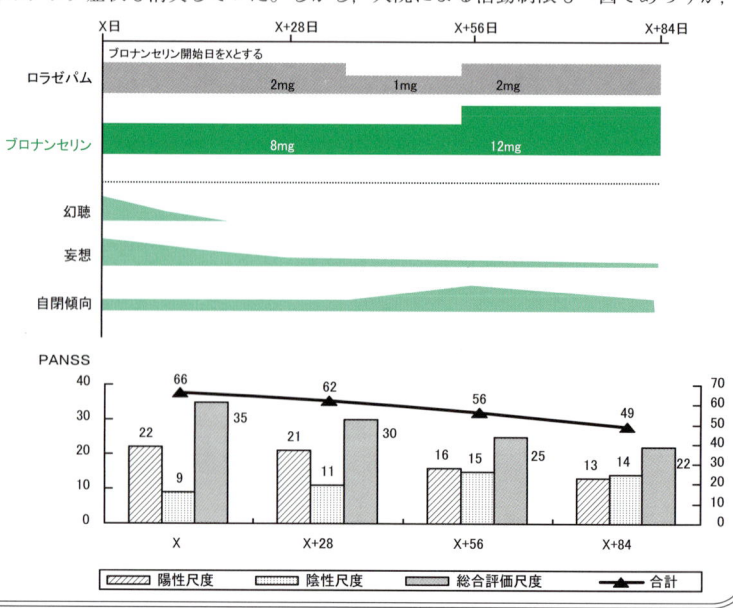

その後の経過

田中 増郎，羽原 俊明

財団法人慈圭会　慈圭病院

　X年10月末より，外来治療に伴い主治医が変更になった（渡邉→田中，羽原）。

　X年11月5日より自宅から週に2回デイケアの通所を開始した。ロラゼパム1mgは退院後2週間で中止し，ブロナンセリン12mgによる単剤治療とした。X+1年2月にデイケアの利用をやめ，週に5日勤務のアルバイトを開始した。同年3月3日に週4回勤務の別のアルバイトに変わった。同年3月30日に「インスピレーションが高まる」という妄想着想が出現したため，ブロナンセリンを16mgに増量し，補助薬としてロラゼパム1mgを追加した。その後，妄想着想は軽減した。同年7月8日に「頭の中のフィルムが回る感じがする」という妄想着想の症状が出現したため，ブロナンセリンを24mgに増量し，補助薬をロラゼパム1mgからクロナゼパム1mgに変更した。8月5日に妄想着想が軽減したため，ブロナンセリンを20mgに減量した。同年9月2日にブロナンセリンを16mgに減量してオランザピン10mgを追加したところ，呂律が回りにくくなったという訴えがあったため，数日でオランザピンを中止した。同年9月16日からブロナンセリンを20mgに増量した。

　同年10月27日から合計5回にわたる集団心理教育に自ら進んで出席した。この時期にもアルバイトは休まずに続けていた。同年12月16日に不安が強くなり，一時的にリスペリドン内用液1mLを追加投与した。その後も時折不安が出現したが，ノートに頭に思いつくことを書くなどすることで症状を自らコントロールしていた。X+2年3月10日頃より不眠が続き，一時的にリスペリドン内用液を1mL追加したがほとんど服用しなかった。この頃より仕事がうまくいかないと感じるようになり，アルバイトを辞めた。しかし，自宅から通いやすい近所の作業所に通所を始めた。同年5月12日に不眠を訴え，フルニトラゼパム2mgを不眠時に頓用で追加した。

　仕事をしたいという意欲は続いており，就職活動を続けていた。同年8月4日に症状改善に伴い，フルニトラゼパムを中止しブロナンセリンを16mgに減量した。X+3年1月26日に不眠と恐怖感を訴えたため，ブロナンセリンを24mgに増量し，フルニトラゼパム2mgを追加した。X+3年2月23日にゾルピデム10mgを不眠時頓用で追加した。以後，安定した状態が続いた。この頃に自ら作業所の通所を終了して，翌月の同年4月には職業訓練センターに通い始めた。同年4月24日にゾルピデムを中止した。同年6月1日に自分で探してきた職場にアルバイトとして就職した。

　以後も定期的に通院して，病状変化もなく安定している。退院後の全ての期間を外来通院で過ごすことができた。なお，ブロナンセリン投与開始から3年以上経過した現在に至るまで，ブロナンセリン投与による錐体外路症状，起立性低血圧，不眠，体重増加，高血糖などの代謝系の異常といった副作用は認めていない。

考　察

　この症例で注目すべき点が，2点ある。1つ目は退院後に就労を行っている点である。退院3ヵ月後，本症例は大学に復学はしなかったがアルバイトを開始した。退院とデイケア利用の時期に寛解（remission）に達し，就労開始というこ

【その後の経過図】

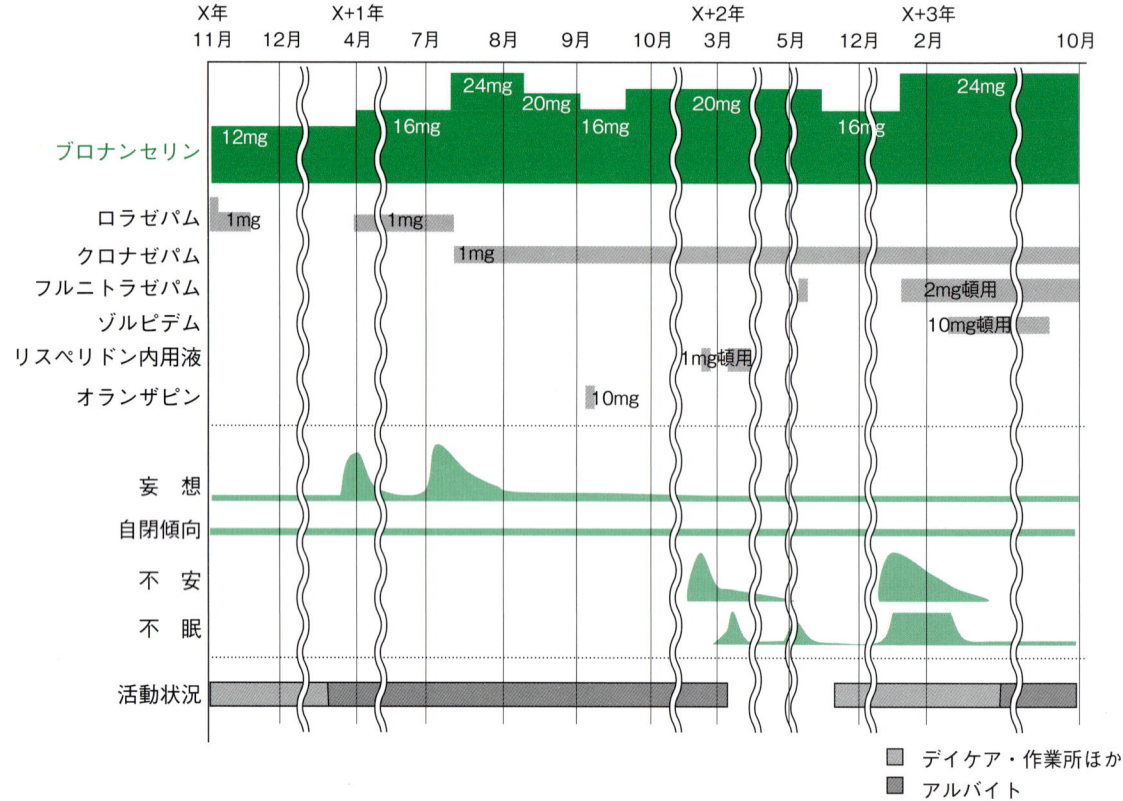

とで回復（recovery）の段階に徐々に到達したと考えられる。アルバイトを始めて約2年後に中断するものの，直後から定期的に作業所への通所を始め，1年3ヵ月後には再びアルバイトを始めるなど，社会復帰への意欲や前向きさも高い状態が維持され，不安が強い時期もノートに不安を記載して気を紛らわせるなどしてストレス対処を自分で工夫していた。このことから，本患者はレジリエンスが高い状態であったと言える。

また，抗精神病薬に関しては，精神症状の若干の悪化や不眠に対してリスペリドンやオランザピンを一時的に追加したが，全治療期間，ほとんどブロナンセリン単剤の経過をたどっており，一時的に追加した抗精神病薬も，患者の要望により，数日で中止した。本症例が追加薬を好まなかった理由として，リスペリドンやオランザピンにより，眠気や呂律の回りにくさなどの副作用が出現したためと思われる。ブロナンセリンの服薬により本症例にとって自覚される副作用はほとんどなく，また新たな副作用を出現しなかったことが，本症例のアドヒアランス向上と，3年以上の服薬を継続できた理由であると言える。加えて当院での患者向けの心理教育も，アルバイト就労中にもかかわらず，自分で時間を作り積極的に参加した。入院前の治療に対する拒否的な態度から比較すると，ブロナンセリン服薬後は治療のアドヒアランスの高さを示した。これは強い妄想がブロナンセリン服用により軽減されたため，本人にとって最も心地良い状態になったためと考えられる。ブロナンセリンは，心理教育や就労に対して邪魔をしない薬剤であると言える。

2つ目の注目点は，ブロナンセリンの服薬回

数と服薬時間を変えることでアドヒアランス向上に繋がったことである。本症例は，ブロナンセリンを朝，夕の1日2回投与から夕1回投与に変更したが，1日2回投与時と抗精神病効果に変化がなかった。このことから，1日1回の投与でも本症例のように十分治療可能な症例があることが示唆される。服薬回数を1回とすることによりアルバイトや訓練所から帰って食事をしてから服薬するという生活パターンができ，服薬継続できたと考えられる。

最後に，今後ブロナンセリンを主剤として治療する際に考慮すべきこととして，ブロナンセリンは，ドパミンD_2およびセロトニン$5-HT_{2A}$受容体への親和性が強い，いわゆる他の受容体への親和性が相対的に低い，非常にシンプルな薬剤プロフィールであるがゆえに，患者個々に応じた症状は補助薬により対応する必要がある。本症例のように不眠の訴えが強い場合，補助薬としてフルニトラゼパムやゾルピデムの頓用で対応可能であった。3年以上に及ぶ服薬継続には，薬剤対応だけでなく，患者への十分な観察と患者との信頼関係の構築が必要であることは否定できない。さらにブロナンセリンのシンプルな薬理特性は患者のレジリエンス低下を招くことなく環境調整や心理社会的介入などの薬剤以外の効果を最大限に引き出せたかもしれない。結果的に患者本人の治療参加を促し，再発予防への多面的な対処が効果を引き出せた可能性が高い。今後も筆者はより注意深い観察を続け，患者を支えながら治療を継続し，本症例の自己実現の援助ができることを望んでいる。

6. 命令性の幻聴と考想化声にブロナンセリンが奏効した妄想型統合失調症の1例

深澤　隆，貞廣　良一，木下　修身

医療法人社団斗南会　秋野病院精神神経科

[症　例] 39歳, 女性。　[主　訴] 幻聴, 考想化声, 不眠, 不安, 注察妄想, 被害関係妄想。

[既往歴] X-7年, Aクリニックにて全般性不安障害と診断されるが通院中断。X-3年2月, B病院にて身体表現性障害と診断されるが通院不規則, 同年12月より服薬中断。　[家族歴] 特記事項なし。

[生活歴・現病歴] 2人同胞第1子。地元の看護学校を卒業後, 看護師として30歳まで勤務。その後は退職し家事手伝いに。25歳時に両親が離婚, 母親と2人暮らし。結婚歴なし。B病院の処方を服薬中断したX-3年12月以降, 意欲低下, 不安感, 眩暈, 全身倦怠感などを訴え, 自宅に引きこもり無為自閉的な生活を送る。X-2年8月, 注察妄想, 被害関係妄想が出現し徐々に悪化。同年9月, 考想化声や命令性幻聴が出現しB病院を受診, 統合失調症の診断でクエチアピン150mg/日や抗不安薬, 睡眠薬などを処方される。定期的な通院で薬物療法を継続するも命令性幻聴, 考想化声, 被害妄想, 注察妄想は持続し, X-1年7月からアリピプラゾール6mg/日を併用。しかしこれらの陽性症状は持続し, 内服後のイライラ感や眠気, ふらつきなどをくり返し訴え, 病識に乏しく服薬アドヒアランスも不良であった。徐々に通院不規則となり, 母親との交流を避け自室にこもるようになる。感情鈍麻や自発性低下, 意欲低下などの陰性症状も持続した。X年3月, 上記の陽性症状が悪化したため家族同伴でB病院を受診, クエチアピン主体の薬物療法を再開したが精神症状は持続。クエチアピンを250mgに増量するも上記の陽性症状に左右された奇妙な言動が悪化し, 次第に服薬を拒否。4月9日, 入院治療目的で当院を紹介受診。上記の陽性症状が著明な幻覚妄想状態で病識は欠如し理解や同意が得られず, 母親の同意を得て当院に医療保護入院となる。

[治療経過] 前医処方を引継ぎ, クエチアピン250mg, ブロマゼパム6mg, ロラゼパム1.5mg, ブロチゾラム0.5mg, フルニトラゼパム2mg/日で治療開始。以後クエチアピンを550mgまで漸増。母親に対する被害関係妄想や減裂思考, 注察妄想は軽減したが, 日中の眠気や歩行時ふらつきなどの症状は悪化した。命令性幻聴や考想化声, それらに伴う不安感も持続し, 本人の希望もありブロマゼパム9mg, ロラゼパム3mgと抗不安薬を増量。命令性幻聴と考想化声が持続, 不安感や不眠を訴えていたため, 精神症状改善と副作用軽減目的でブロナンセリン8mg/日を併用開始。フルニトラゼパム4mgに増量, クエチアピン350mgに減量, 以後漸減。ブロナンセリン16mgに増量, クエチアピン150mgに減量すると考想化声が消失し命令性幻聴が軽減した。軽度の命令性幻聴と不安感, 不眠は持続し, ブロナンセリンを24mgに増量してクエチアピンを中止。6月上旬, 命令性幻聴が消失。その他精神症状の再燃を認めず, 不安感や不眠も著明に改善した。日中の眠気や歩行時ふらつきも消失。本人も幻聴消失や楽になったこと, 内服継続の希望を述べ, 病識や治療への理解も改善した。入院前の服薬アドヒアランス不良や母親が自宅での生活に不安があったため, 家族同伴での外出や外泊訓練をくり返し行ったうえで, 7月2日に自宅退院。退院後は当院外来に定期的に通院。精神症状が安定していたため, 8月25日にブロナンセリンを16mg, 11月10日には12mgに減量した。X+1年2月の受診時にも精神症状に再燃なく, 有害な副作用も認めず安定した状態が持続している。

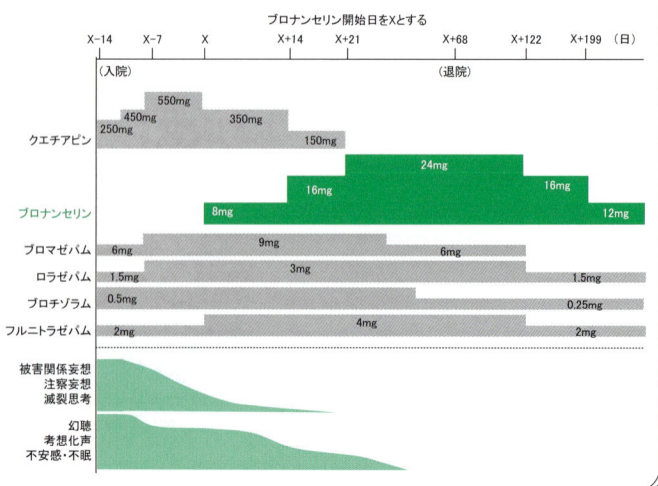

その後の経過

深澤　隆, 木下　修身
医療法人社団斗南会　秋野病院精神神経科

　X+1年3月23日，退院後も自宅で母親と2人暮らしで，家事の手伝いは母親の声がけのもとではあるが継続して行うことができていた。しかし，長期間の自宅に引きこもった生活を送っていたことから生じる不安と意欲の低下により外出や友人との交流には消極的であった。

　X+1年5月18日，退院後は2週に一度の通院にて薬物療法および精神療法を継続していたが，入院時と同様の陽性症状や陰性症状などの精神症状に再燃なく，病識や服薬アドヒアランスも良好であったため本人の希望もあり4週に一度の通院を行うことになった。また，入院後1年が経過したことから入院当時を自ら振り返り，命令性の幻聴，考想化声，注察妄想などがブロナンセリンの服薬後徐々に軽減・消失し，服薬の効果を実感したことを語り，薬物療法を継続する必要性について理解していた。

　X+1年11月2日，ブロナンセリンを12mg（1日2回の内服）に減量して約1年が経過したが4週ごとの定期的な通院を継続し，自宅では自発的に家事を手伝ったり，買い物に積極的に出かけたりするなど活動性や自発性に改善を認めた。服薬継続については拒否的な言動は認めず，病識も問題なかったが，「できる限り減量したい。減量するともっと元気になれると思う」との本人の希望が強かったためブロナンセリンを8mg（1日2回の内服）に減量した。

　X+2年1月25日，自ら友人を誘い映画鑑賞に出かけたり，発症前から信仰のあった宗教の教会の集いに参加したりと，日常生活に支障をきたす精神症状は認めなかった。就労を含めたその他の社会的活動への参加の意欲もあったことから，社会復帰訓練として精神科デイケアの利用を開始した。

　X+2年5月25日，デイケア利用時や外出時など日常生活には支障となる眠気や過鎮静，錐体外路症状などの明らかな有害事象は認めず，デイケアへの参加やその他の社会的な活動も継続することができており，本人と母親からも自発性や活動性が改善しているとのことであった。本人と母親の希望もあり，服薬アドヒアランスの維持のため，ブロナンセリン8mgの服薬回数を1日2回から1日1回とし，就寝前に他の睡眠薬と併用することにした。また，それまで不安感や緊張感が軽減するとの自覚から内服継続を希望していたロラゼパムも減量することを希望したため，同日より減量とした。

　X+2年9月15日，日常生活には大きな支障は認めなかったが，デイケア利用時や映画鑑賞時に軽度の眠気を自覚するとの訴えがあった。またブロナンセリンを8mgに減量後10ヵ月間精神症状が安定していたため，同剤を6mgに減量した（1日1回の内服）。さらに，ロラゼパムやフルニトラゼパムは中止し，睡眠薬もブロチゾラム単剤とした。

　X+2年12月8日，ブロナンセリンを6mgに減量後も病的体験や妄想などの陽性症状や意欲や自発性の低下などの陰性症状に悪化や再燃は認めなかった。また，減量の理由となった軽度の眠気も消失した。

　X+3年6月22日，家事や外出を積極的に行うことができ，また友人や教会関係の知人との交流も保たれていた。デイケアの利用も継続して行えており，自らの意志でパソコン教室に通い始める

【その後の経過図】

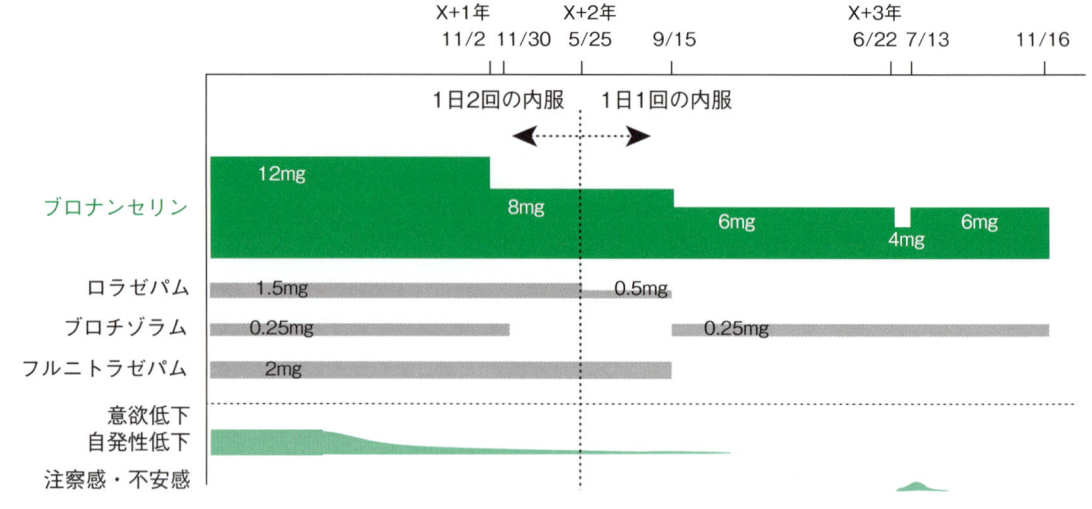

	X年 7月16日	X年 9月17日	X+1年 8月10日	X+2年 1月25日	X+2年 4月28日	X+2年 12月8日	X+3年 11月16日
PRL血漿濃度（ng/mL, 基準値：6.12〜30.54）	29.91	26.48	27.89	24.86	18.4	10.3	10.9
ブロナンセリン 1日投与量（mg）	24 （1日2回）	16 （1日2回）	12 （1日2回）	8 （1日2回）	8 （1日1回）	6 （1日1回）	6 （1日1回）

など活動性や意欲に改善を認めた。1日1回の服薬も自ら行っていた。ブロナンセリンは細粒での処方であったが，本人から錠剤への変更の希望があったため，アドヒアランス維持のためブロナンセリンを錠剤に変更し，それに伴い4mgに減量とした。

X+3年7月13日，ブロナンセリンの減量1週間後より，外出時のみの注察感が再燃し，それに伴って軽度の不安感や緊張感を自覚したため，自ら希望し予定を早めて外来受診した。それらの精神症状は，外出の頻度や日常生活には大きな支障は認めなかったが，本人や家族と相談したうえでブロナンセリンを6mgに増量とし，再び錠剤から細粒へ変更とした。

X+3年8月10日，ブロナンセリン増量後は注察感や不安感に改善を認め，減量前の状態に戻ったとのことであった。その他特に日常生活に支障をきたす精神症状や，再増量に伴う新たな有害事象は認めなかった。

X+3年11月16日，本人と母親からの話ではブロナンセリン6mg，ブロチゾラム0.25mgの1日1回就寝前の内服を自発的に行っているとのことであり，服薬アドヒアランスは良好であった。また，自発的な友人や兄弟との交流や精神科デイケア利用，買い物なども継続して行えており，その他日常生活には支障をきたす精神症状は認めなかった。本人からは，「幻聴は聞こえない。日常生活やデイケアの利用には不安はない。このまま落ち着いていたら障害者職業センターを利用して将来は仕事に就きたい」など，就労への積極的な意志が語られた。

なお，長期間の治療経過の中でのブロナンセリンの増減や服薬回数の変更によるものと考えられる錐体外路症状，月経不順や乳汁分泌などの性機能障害，その他の新たな有害事象は認めなかった。

考　察

　今回は命令性の幻聴，考想化声，被害関係妄想，注察妄想により発症した妄想型統合失調症の1例の長期経過を報告した。ブロナンセリン投与後約3年6ヵ月と長期間の本症例の治療経過から，同剤は統合失調症の急性期のみならず維持期においても優れた治療有効性と高い安全性を有し，また再燃・再発予防効果を十分に有している薬剤であることが確認できた。

　本症例は，急性期におけるクエチアピンによる薬物治療では，被害関係妄想や注察妄想などの陽性症状には部分的な効果を認めたのみで命令性の幻聴と考想化声が残存し，眠気やふらつきなどの副作用を認めていたが，ブロナンセリンへ置換したところ上記の陽性症状やそれらに伴う不安感や不眠は速やかに軽減し，副作用も消失した。本症例では急性期に薬理作用の異なる他の非定型抗精神病薬から置換することでブロナンセリンの治療有効性や安全性を患者自身が感じることができたことが，精神症状の再燃予防と長期的なアドヒアランスの維持に寄与したものと考えられる。本症例と同様に他剤で副作用を呈し，そのためにアドヒアランスが不良となっている症例においても安全に使用できる薬剤であると思われた。

　一方でブロナンセリンの長期投与については，宮本ら（精神科，Vol.13, 2008）による臨床試験後の継続例の報告や症例報告に限られ，維持期での本剤の至適用量や投与法について検討された臨床試験や，他の非定型抗精神病薬との長期比較試験などのエビデンスに乏しいのが現状である。

　本症例では3年以上の長期間の維持期でのブロナンセリンの投与量を，6mgでは安定した状態を維持できたが，4mgに減量した際には軽度の注察感と不安感の悪化を認めた。6mgに増量することでそれらの精神症状は消失したことから，本症例では同用量が適切な維持量であると考えられた。また，本症例では内服回数については1日2回から1日1回に調整後も精神症状には変動や悪化を認めなかったことから，ブロナンセリンの維持期での服薬回数は1日1回としても再燃予防効果を維持できる可能性が考えられた。

　今後は統合失調症の維持期におけるブロナンセリンの至適用量や投与回数に関して，同剤の薬物動態や薬力学的な特性を生かしたうえでのより良好な治療有効性や高い安全性を得るため，さらなる臨床研究や経験の蓄積が必要であると考えられた。

7. 幻聴，被害妄想が著明な再燃患者に対するブロナンセリンの効果
― 急性期から維持期の経過について ―

堤　祐一郎

恩方病院

[症　例] 30歳台，女性。　[主　訴] 独語，妄想，易怒性。
[既往歴] 特記すべきものなし。合併症なし。　[家族歴] 特記すべきものなし。
[生活歴・現病歴] 同胞3名中第2子。温和な性格で，高校卒業後は約1年間事務職に就いた後，専門学校に数ヵ月通学。その後は両親の経営する飲食店を手伝う。X-6年，被害妄想を主訴にA病院に3ヵ月間入院，退院後は同院に通院。X-4年頃から服薬不規則となり，「盗聴されている」「道行く人が自分のうわさをしている」と述べ，昼夜問わず大声で周囲を罵倒するようになる。父親に対する被害妄想を持ち椅子を投げつけて外傷を負わせ，X-5年当院に措置入院。リスペリドン3mgにて約3週間後に被害妄想は軽減し，措置入院解除，開放病棟への移動を経て約3ヵ月で退院。その後当院通院中（約半年）は病状も安定し，自宅近くの通院を希望してX-3年，B病院に転院。X-2年頃から治療継続の動機づけが減弱し受診拒否が始まり，服薬コンプライアンスも不良となる。家業も手伝おうとしなくなり，次第に昼夜逆転や食事時間が不規則になるなどの生活リズムの乱れや過食，体重増加も認めた。X年には服薬拒否，独語，易怒性，被害妄想が著しく，夜中に玄関を開けて大声で叫ぶなどの精神不穏状態にて当院に再入院（医療保護入院）となった。

[治療経過] 入院時，表情は険しく攻撃的な口調で入院に対する不満を述べた。また時に耳を両手で塞ぎ，空を切るような激しい身振りと独語がみられた。「人につけ狙われている」「泥棒が入ってお金を盗られた」と訴え，医療スタッフに対しても猜疑心が強く，病的体験と拒否的態度を認め病識に欠けた。精神心理的介入による治療動機付けを図り，ブロナンセリン8mgを投与開始。1週間後，12mgへ増量し，次第にスタッフへの猜疑心と拒否的な態度に軽減がみられた。2週間後に硬い表情と周囲に対する被害妄想があり16mgへ増量したが，間もなく手指振戦を認め，再び12mgに減量。次第に病的体験は消退し，開放病棟での社会復帰プログラムを経て入院後約3ヵ月で退院となった。随伴事象に軽度の便秘症があり，緩下剤を投与した。プロラクチン値はブロナンセリン投与前9.1ng/ml，12mg投与時23.4ng/ml，16mg投与時39.2ng/mlと上昇。体重は入院時55.5kg，退院時53.5kgと若干減少した。その他の生化学検査にて変動は認めず。退院後は通院治療を継続し，現在（退院後約6ヵ月），ブロナンセリン12mgにて病的体験は消退している。退院後2ヵ月目頃から抑うつ気分と意欲の低下がみられ，現在はそれらの症状は軽減しているが，家業を手伝うまでには至っていない。副作用・随伴事象としては動悸様の訴えが一時みられたが現在は消失している。

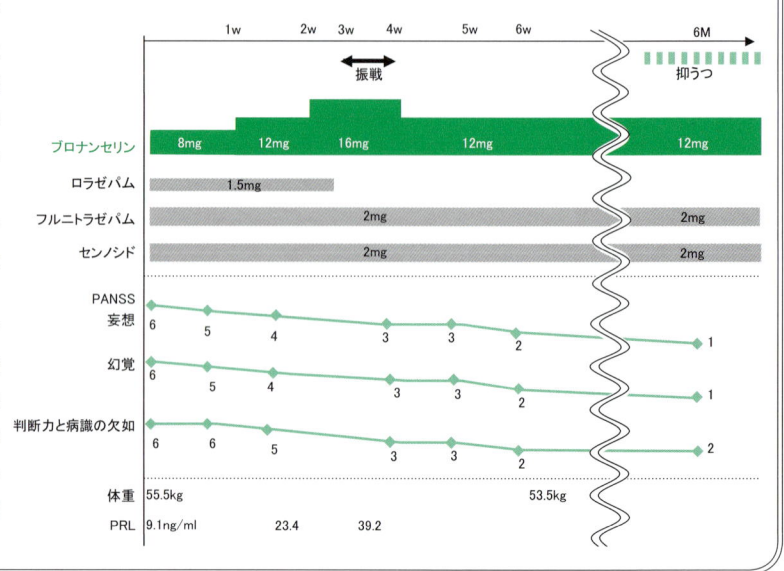

その後の経過

堤　祐一郎

恩方病院

　その後も2週間ごとの通院治療計画を確認し，予約日に規則的に通院され，服薬アドヒアランスは保たれている。退院時処方のブロナンセリン12mg/日で経過観察していたが，幻聴や被害妄想および思路障害の再燃は認めていない。退院後2ヵ月目から認めていた抑うつ気分と意欲の低下は，退院6ヵ月後から家業の飲食店を少しずつ手伝うようになるなど，気分と活動性の改善がみられた。その後，給仕の際のわずかな振戦が気にかかるとの訴えがあり手指振戦の軽減策を相談した。ブロナンセリンを12mgから8mgへ減量し経過観察する方法，あるいは抗パーキンソン薬のビペリデン1mg（2T/日）を併用する方法を提案した。本人はブロナンセリンの減薬による病状の再燃を心配して，ビペリデンの併用を選択した。さらに不眠の改善希望によりゾルピデムからトリアゾラムに変更した。また以前より便秘傾向があり，酸化マグネシウムを併用していたが，後に改善に向かい便秘対処薬は中止した。

　退院2年経過後，精神症状は安定しており，軽度のアカシジアを認めていたため，注意深い経過観察をしながら，ブロナンセリンを12mg/日から8mg/日に用量変更した。さらにその後に通院の間隔を4週間ごとにした。

　現在，退院後3年以上経過しているが，通院継続し服薬アドヒアランスは保たれ，表情も明るく病的体験の再燃は認めず，家業の飲食店の手伝いをしている。前薬のリスペリドン服用中にみられていた頭重感や眠気は認めていない。生化学検査を6ヵ月ごとに実施しているが，特に異常所見は認めていない。高プロラクチン血症が疑われていた症例であったが，直近のプロラクチン値は20ng/ml前後で推移している。ブロナンセリン投与6ヵ月後のPANSS項目は，「妄想」が1，「幻覚」が1，「判断力と病識の欠如」が2であったが，現在はこれらの症状はスコア1である。

【現在の処方】
・ブロナンセリン（4mg）2T
・ビペリデン（1mg）1～2T
・トリアゾラム（0.125mg）1T
・ロラゼパム（0.5mg）1T　＊頓用として

考　察

　ブロナンセリンを投与開始してから3年半が経過している症例である。

　ブロナンセリンは用量依存的に錐体外路症状を認めるとされ，本症例でも入院治療中に投与した16mgで手指振戦があり，12mgに減量することで軽減していた。その後，症状が安定していることもあり，さらにブロナンセリン8mgへの減量とビペリデン1～2mgの併用で服薬継続している。

　他剤への変更希望について確認したが，本人は日中の眠気が少ないこと，手指振戦はほとんど認めなくなったことなどから本剤での治療アドヒアランスを述べた。今回の再燃時には，初回措置入院時とほぼ同様の，両親への被害妄想に基づく暴言と暴力行為がみられた。本症例では3年半の長期にわたるブロナンセリンの服薬継続により再燃が防止され，さらに家業の飲食店で接客に従事するなど，一定以上のQOLを認めている。これは，患者にとっては疾患を受容しかつ治療継続しながら通常の社会生活を送ることができるという実績と自信の表れであり，われわれ精神科医にとって

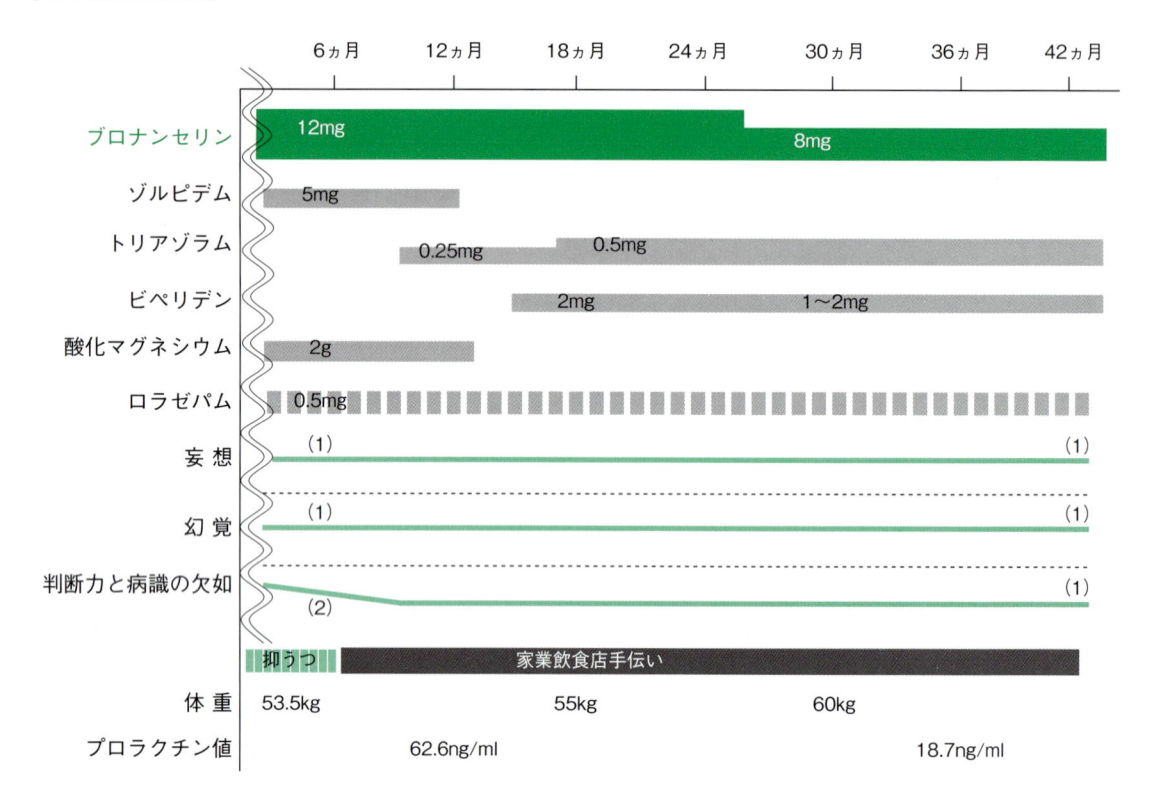

【その後の経過図】

薬剤/症状	6ヵ月	12ヵ月	18ヵ月	24ヵ月	30ヵ月	36ヵ月	42ヵ月
ブロナンセリン	12mg				8mg		
ゾルピデム	5mg						
トリアゾラム			0.25mg	0.5mg			
ビペリデン				2mg	1～2mg		
酸化マグネシウム	2g						
ロラゼパム	0.5mg						
妄想	(1)						(1)
幻覚	(1)						(1)
判断力と病識の欠如	(2)						(1)
	抑うつ	家業飲食店手伝い					
体重	53.5kg			55kg		60kg	
プロラクチン値		62.6ng/ml				18.7ng/ml	

も「寛解」から「回復」に達した成功例であり，臨床的に意義が大きいと考える。

今後の心身の健康管理の課題として，当院退院時の栄養管理下での体重は53.5kgであったが，元々体重が増加しやすい体質であり，リスペリドン服薬中のような体重増加（約70kg）には至っていないものの，現在約60kgに達しているため，体重管理には十分に留意し，服薬指導に加えて生活指導および栄養指導を行い，プロラクチン値についても継続して経過観察していく予定である。

II. 急性期（再発・再燃）への効果

Blonanserin Case Report

8. 統合失調症の陽性症状に対するブロナンセリンの効果

馬場　信二

医療法人社団玉藻会　馬場病院

[症　例] 58歳，男性。　[主　訴] 幻覚，妄想。
[既往歴] 特記事項なし。合併症なし。　[家族歴] 末弟が双極性障害らしい。
[生活歴・現病歴] 3人兄弟の長男。真面目で几帳面な性格で，大学卒業後，某有名企業に入社。頑固で口うるさいが出世していた。28歳で結婚し1男1女あり。X－11年頃より幻聴，被害妄想，注察妄想が出現した。「盗聴される」「会社が倒産する」「殺される」と路上で絶叫したため，X－10年当院に医療保護入院。初診時は強い幻覚妄想を伴う錯乱興奮状態で隔離室を必要としたが，3ヵ月後に軽快退院した。退院2ヵ月後には閑職ながら復職し，定期的に外来通院していた。徐々に抗精神病薬を減量，X－3年にはリスペリドン1mg/日眠前のみで陽性・陰性症状も副作用もなく経過良好であった。X－2年，娘が事故で急死。以後厭世的となり服薬拒否を始めた。X－1年より社内の若い女性が自分に好意を持っているという恋愛妄想が出現。次第に幻聴も再発し，X－2週間には「社長の声でAさんと結納をすると聞こえる」と言ってラブレターを手渡したり，上空を見上げて独語するようになった。入院当日は幻聴のままにタクシーに乗って放浪，他人の家の前で佇立して「はい，わかりました。今からそこに行って待っておきます」と独語していた。受診を促す家族に対し怒鳴り散らして興奮するため，警察官とともに夕方に来院した。

[治療経過] 来院時は著明な幻覚妄想状態であり，「社長から電波が入る」と天井に向かって独語，見えない「社長」にお辞儀をくり返していた。表情は険しく態度も不機嫌，拒絶的で，病識，治療動機，現実検討能力が欠如しており，医療保護入院とした。興奮や攻撃的言動もあり，ジアゼパム20mg静脈注射とハロペリドール10mg筋肉注射で入眠後に隔離室へ。入院翌日よりブロナンセリン16mg/日分2で投与開始，興奮鎮静目的でロラゼパム4mg/日分2とフルニトラゼパム4mg/日眠前を併用した。入院後2日間は昼夜よく眠り，X＋1日以後，独語はみられなくなった。X＋3日には恋愛妄想に基づき「Bさん（妄想対象の女性）に連絡させろ！」と不機嫌高圧的に怒鳴っていた。X＋10日目にブロナンセリンを24mgに増量。この頃には「入院してからピタッと天井からの社長の声がなくなりました」と語り，高圧的態度はなくなり，隔離解除して大部屋に移動した。ロラゼパムは2週間ほどで漸減中止した。X＋3週後に妄想的な会話はなくなり，息子の嫁の妊娠を気にかけ，現実検討能力も回復したと思われた。X＋5週間目に外泊開始，特に自宅で問題となるような言動はなかった。X＋6週間目に一時軽度の手指振戦と流涎などの錐体外路症状がみられたため，ブロナンセリンを24mg→16mg→12mgと減量。錐体外路症状は1週間ほどで治まり，抗パーキンソン薬併用は必要としなかった。ブロナンセリン減量後に陽性症状の再燃は見られず，X＋10週間後に自宅退院。退院後も定期的に通院しており，陽性・陰性症状，副作用は認めず，退院後2週間でブロナンセリンを8mgに減量し維持している。

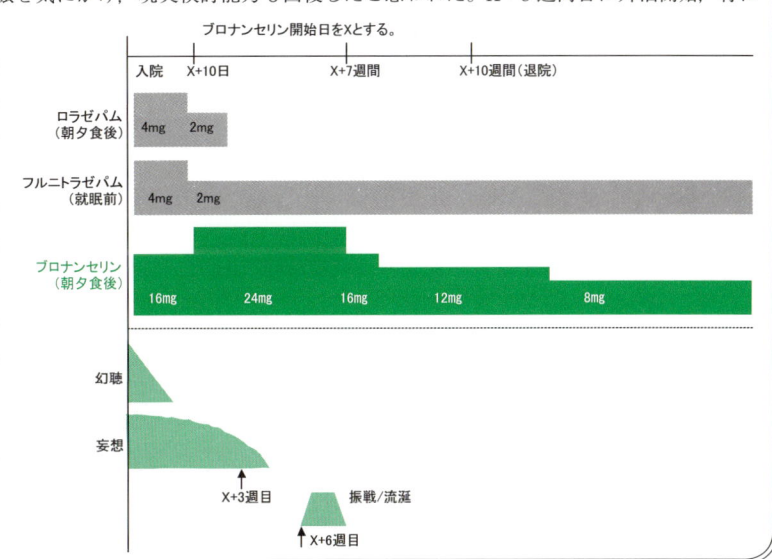

その後の経過

馬場 信二
医療法人社団玉藻会　馬場病院

[治療経過] 当院退院後は関連会社に出向の予定であったが，勤務先や家族と相談して退職することとなった。長年勤務した会社であったが，その事務手続きなどを滞りなく執り行い，トラブルはなかった。

退院後も睡眠や食欲に問題なく，退院4週間後で睡眠薬を中止した。ブロナンセリン8mgを1日朝夕分割2回（4mg錠を1日2錠）で服用するのみとなったが，他に必要な処方はなかった。

退院2年後に，（それまでもアドヒアランスは良好であったが）さらに服用が容易となるように，ブロナンセリン8mg錠を1日1回，夕食後1錠服用に変更した。その2ヵ月後に軽度手指振戦がみられるとのことで，ブロナンセリン4mg錠の1錠夕食後に減量した。手指振戦はすぐに消失した。ブロナンセリン減量後も病状は安定しており，今のところ陽性症状や陰性症状や副作用はみられていない。現在まで，退院後約3年であるが経過良好である。

[QOLの変化] 日常生活はやや自閉的であり，外出は買い物や運転免許の更新などに限られている。家庭内の用事はきちんとできており，外来診察時の服装や態度は礼節を保ち問題はない。家族関係や近隣との人間関係に特に支障はないが，やや引きこもり気味のようである。表情は穏やかだが，会話はやや受身調で深まりに乏しい。

入院時の陽性症状の再発はその後ずっとみられない。病識や治療動機も認められ，入院時のことを問うと「クスリを飲まなくなって再発したんです。後になったら理解できます」と穏やかに語ることができた。

考　察

本症例は，もともと真面目であるが，初回入院時も今回入院時も激しい陽性症状で精神運動興奮状態により入院となり，病状が治まれば随分穏やかになるタイプの経過をたどっている。その落差が大きく，再発の防止が重要と思われる症例である。そのためにはアドヒアランス向上が欠かせず，薬剤の副作用が少ないことや服用回数が1日1回と簡便であることなどが重要と思われる。

ブロナンセリンの用法は添付文書上，1日2回分割投与となっている。しかし，その血漿中濃度の半減期は4mgの空腹時単回投与では約11時間だが，4mgを2回分割の食後10日間連続投与では約68時間に延長する（添付文書より）。

したがって，現実の治療場面では十分なインフォームドコンセントのうえであれば，1日1回投与でも問題はないと考えられる。中村らの報告では，他の抗精神病薬からブロナンセリンに変更した切り替え群において，1日1回投与群でも2回分割投与群でも有効性や安全性に差異は認められなかった[1]。またこの報告では，1回投与群で抗パーキンソン薬が有意に減少し，錐体外路症状が軽減する可能性が示されている。

本症例ではアドヒアランス向上のためブロナンセリン8mgを1日2回分割投与から1日1回投与として2ヵ月後に，一時的に錐体外路症状と思われる軽度の手指振戦がみられた。服用量は変えずに服用回数を減らして錐体外路症状が出現した理由は不明だが，血中濃度のピークが1回の時より高くなったためかもしれない。減量によってすみやかに消失したが，減量による病状再発はない。

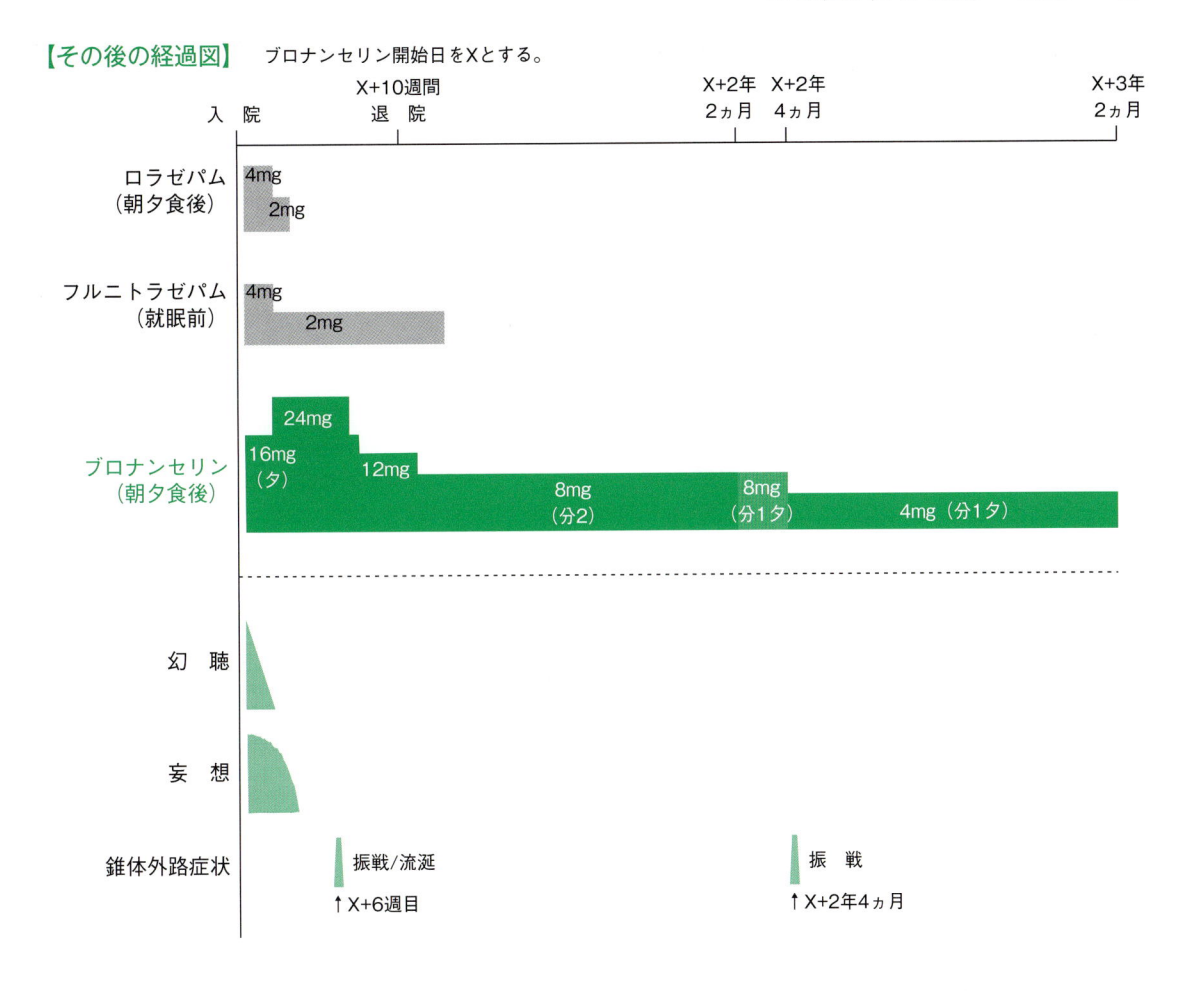

II. 急性期(再発・再燃)への効果　27

【その後の経過図】　ブロナンセリン開始日をXとする。

	入院	X+10週間 退院	X+2年 2ヵ月	X+2年 4ヵ月	X+3年 2ヵ月
ロラゼパム (朝夕食後)	4mg → 2mg				
フルニトラゼパム (就眠前)	4mg → 2mg				
ブロナンセリン (朝夕食後)	16mg(夕) → 24mg → 12mg	8mg(分2)	8mg(分1夕)	4mg(分1夕)	
幻聴	▼				
妄想	▼				
錐体外路症状		振戦/流涎 ↑X+6週目		振戦 ↑X+2年4ヵ月	

　退院後約2年2ヵ月でブロナンセリン4mgのみとし，約10ヵ月経過したが，陽性症状の再発はなく，副作用もみられず，1日4mgで経過が安定している。

　今回入院前もリスペリドン1mgのみの少量で約1年以上経過良好だったが，断薬1年後に症状が再燃している。現在のブロナンセリン4mgはその等価換算はリスペリドンの1mgに相当し，これ以上の減量は不要と思われる。

　現在はブロナンセリン4mg錠を1錠1日1回だけで，服用は簡便で副作用もなく，今後は今の処方を継続することで，再発が防止できる可能性が高いと思われる。

　さらなるアドヒアランス向上のためには，口腔内崩壊錠の上市など剤型の工夫が望まれる。

文　献

1) 中村　祐，亀井聖史，熊　宏美 他：統合失調症に対する新規抗精神病薬 blonanserin（ロナセン®）の多施設における使用経験. 精神科, 16 (6)：588-596, 2010.

9. ブロナンセリンが有効であった統合失調症急性期症例

三浦 至*，沼田 吉彦**

*福島県立医科大学医学部神経精神医学講座　**財団法人星総合病院　星ヶ丘病院精神・神経科

[症　例] 54歳，男性。　[主　訴] 幻聴，被害関係妄想，思考化声。
[既往歴] 48歳より糖尿病を指摘され治療中。　[家族歴] 特記すべきことなし。
[生活歴・現病歴] 同胞3人第1子。短気な性格で，大学卒業後は就職したが長続きせず職を転々とした。34歳頃に帰省，結婚歴はなく父親と2人暮らしをしていたが，関係はやや不良。34歳時の仕事中に自動車事故に遭い，A病院に入院し手術を受けた。入院中に「主治医の声で『お前は結婚できない』『かわいそう』という声が聞こえてくる」「人がいないのに会話ができる」などと奇異な言動があり同院精神科を紹介受診。統合失調症の診断でハロペリドール12mg/日などを主剤に加療，退院後も同院に通院したが，服薬不規則で病状も不安定であった。34歳で帰省後仕事に就いた時期もあったが，40歳頃からは無為に自宅で過ごす。X－11年秋頃より幻聴が活発となり，「悪霊と戦う」「殺人事件の犯人は自分だ」などと警察に訴え出て，B病院に約4ヵ月入院。ハロペリドール27mg/日などで異常体験は軽減し退院。その後は同院に通院しハロペリドール，レボメプロマジンなどを主剤に加療されていたが，服薬中断から再発をくり返し，8年間で4回の入院歴がある。X－2年4月，交通違反のため機動隊職員が自宅を訪ねたところ大声を上げ興奮，「誰かが俺と同じナンバーの車に乗って違反をした」などと訴え，警察官が駆けつけるとさらに興奮し，当院に措置入院となった。入院時は活発な幻覚妄想状態で，「自分は超能力が使える」などと訴え，誇大妄想と連合弛緩が目立った。リスペリドンを主剤に加療し，10mg/日まで増量するとともに思考障害は改善，異常体験は軽減したものの残存，現実検討能力の低下も残存した。約7ヵ月で退院した後は当院に通院。退院当初はデイケアへ参加，訪問看護を利用し一時は仕事にも就いたが，退院後約1年で治療中断。その後異常体験が増悪，思考障害や興奮・攻撃性なども示す。受診を促したが，薬剤による性機能障害を訴えたほか「病気はウイルスから来ている，それはもう治った」と興奮して話すなど，訂正は困難であった。X年4月から通院再開したが服薬不規則で不安定な状態が続き，X年6月18日に入院となった。
[治療経過] 入院時「近所からありもしない声が聞こえてくる」「TVを見ていたらからかわれた」などと訴え，幻聴，被害関係妄想，思考化声などが認められ活発な幻覚妄想状態で，時に幻聴に反応し大声を上げ興奮するなどした。外来通院中に性機能障害があったとのことで，リスペリドンによる性機能障害が疑われ（通院中断のためプロラクチン値は未検），入院時よりアリピプラゾールを主剤に薬物療法開始。24mg/日まで増量したが，「テレパシーがある」などと訴え，興奮を示した。このためブロナンセリン8mg/日を追加，以後漸増してアリピプラゾールからブロナンセリン単剤へ置換した。ブロナンセリン20mgまで増量したところ，活発な幻聴体験やそれに反応しての興奮は次第にみられなくなり，「幻聴はなくなった，周りから言われたりしなくなった」と自覚的にも良好な効果を得られた。現実検討能力の低下は残存するも，外泊をくり返し，服薬指導，訪問看護の導入などを経てX年9月30日退院。入院中，ブロナンセリン20mg内服中に行った血液検査ではプロラクチン値7.0ng/mL（基準値3.6～12.8ng/mL），空腹時血糖112mg/dL，HbA1c 6.1%であった。退院後は当院外来に定期的に通院を続けブロナンセリン単剤で治療を継続，軽度のアカシジアがみられたため，ブロナンセリンを16mgまで減量した。

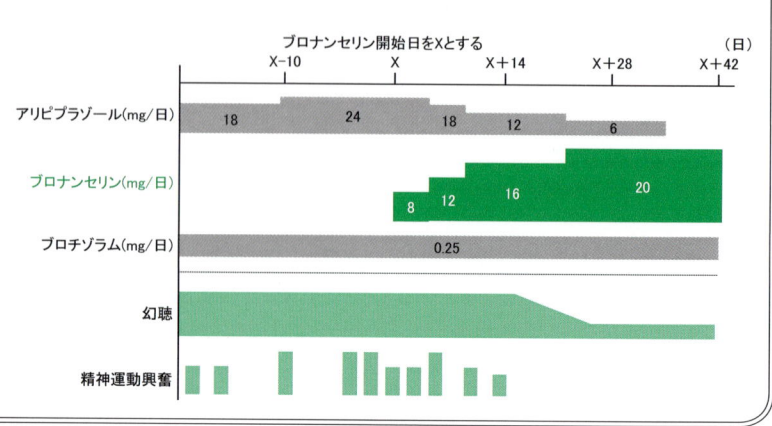

その後の経過

三浦　至*，沼田　吉彦**

*福島県立医科大学医学部神経精神医学講座　**財団法人星総合病院　星ヶ丘病院精神・神経科

　その後も通院を続けながら当院デイケアへ参加，また訪問看護を利用していた。ときおり服薬が不規則となったり，「経営コンサルタントをやる」などと誇大的で非現実的な内容の言動が目立ったりしたが，大きな増悪には至らなかった。
　また「テレパシーはあるけど，最近は落ち着いている」と訴え，幻聴体験は残存するものの，入院中のような興奮を示すことは少なく，退院後3年になるが現在まで通院を続けている。本人からは「薬が合っている」「もう入院したくないから，薬はちゃんと飲んでいる」と，服薬への肯定的な意見も聞かれている。

考察

　本症例は服薬中断から再発・入院をくり返している統合失調症症例である。リスペリドンで治療していたが怠薬し再発，プロラクチン値は未検であったが，本人からは性機能障害をうかがわせる訴えがあった。このためアリピプラゾールで治療を再開したが改善はみられず，ブロナンセリン20mg/日で活発な幻聴や精神運動興奮は改善し，退院に至った。ブロナンセリンのドパミンD_2受容体遮断作用は強力であり，本症例でもブロナンセリン開始後2～3週で改善がみられ，陽性症状への十分な効果が示された。
　また本症例は病識も十分とは言いがたく，服薬アドヒアランスの低下から過去に何度も入退院をくり返していた症例であり，服薬中断には薬剤の副作用も関与していたと想定される。本症例の治療において，陽性症状への効果とともに本人から服薬への肯定的な意見が聞かれたことは有益であったと考えられる。本症例ではブロナンセリン開始後現在まで軽度のアカシジア以外には大きな副作用はみられておらず，本人の服薬感もよいようであった。これにはブロナンセリンのシンプルな薬理プロファイルが関係しているものと考えられた。
　以上，本症例ではブロナンセリンの統合失調症急性期の幻覚妄想状態に対する高い効果と，副作用の少なさから服薬アドヒアランスの向上が期待できることが確認できた。これまでの臨床試験の結果などと合わせ，ブロナンセリンは有効性の高さと副作用の少なさとのバランスがよい薬剤であることが確認された。今後急性期から慢性期まで，統合失調症の幅広いステージで有力な治療選択肢となる薬剤と考えられる。

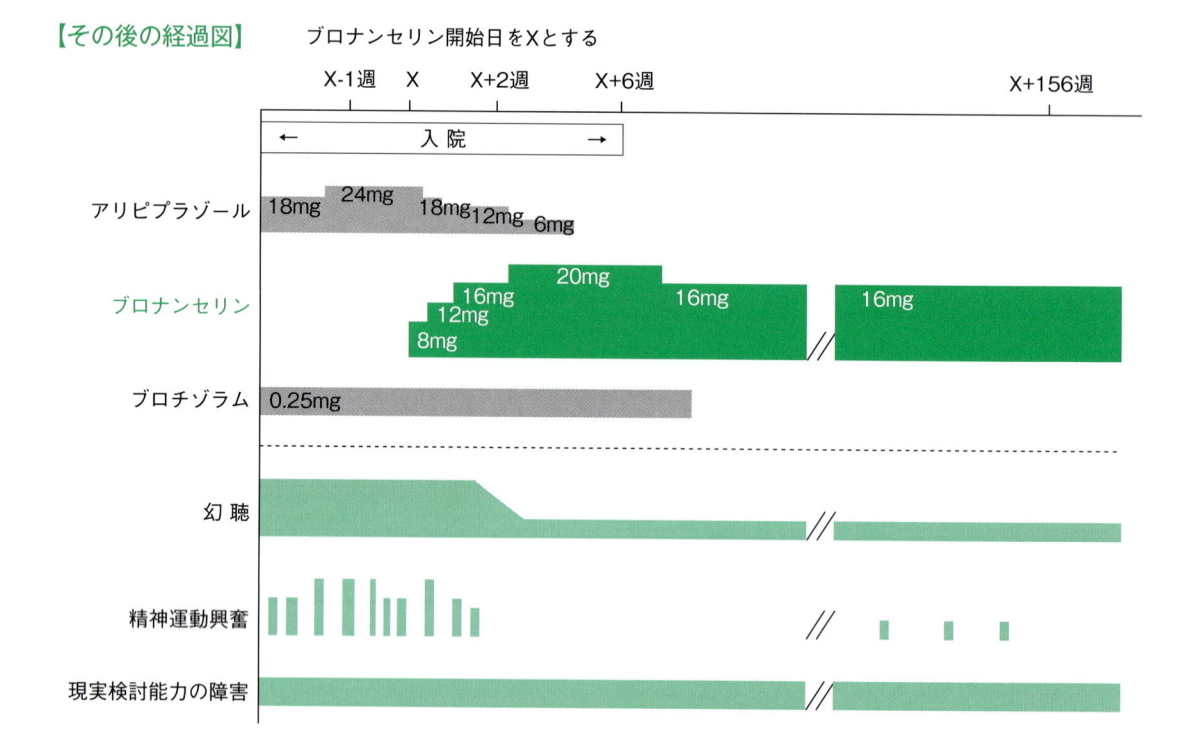

【その後の経過図】　ブロナンセリン開始日をXとする

```
                    X-1週  X    X+2週   X+6週                    X+156週
                    ┌──────入　院──────┐
アリピプラゾール     18mg │ 24mg │ 18mg│12mg│ 6mg
ブロナンセリン                  │ 8mg│12mg│16mg│ 20mg │ 16mg    │ 16mg
ブロチゾラム         0.25mg
幻　聴
精神運動興奮
現実検討能力の障害
```

II. 急性期(再発・再燃)への効果

10. 服薬中断により再燃した糖尿病を合併している慢性統合失調症患者に効果が認められた1例

菅野 庸

医療法人菅野愛生会 古川緑ヶ丘病院

[症 例] 63歳, 女性。 [主 訴] 幻覚妄想, 支離滅裂, 多弁, 空笑, 奇異行動。 [既往歴] 糖尿病。
[生活歴・現病歴] 同胞4人第2子。結婚歴なし。X-43年, 高校卒業後に看護学校に通っていたが, その頃に不眠, 気分の落ち込み, 奇異行動が見られるようになり, A精神科病院を受診し統合失調症の診断で2ヵ月間入院。X-21年, 被害妄想や多弁が続きB精神科病院に1ヵ月間入院。その後の通院は中断しがちであった。X-3年, 日常生活が不規則となりC精神科クリニックに外来通院。主治療薬はハロペリドール2.25mg, エチゾラム3mg, グリベンクラミド1.25mg, リスペリドン内用液2mL, クロルプロマジン50mg, レボメプロマジン25mg, カルバマゼピン200mg, ニトラゼパム10mg, フェノフィブラートカプセル100g/日。X-6日, 処方薬をなくして服薬中断が始まる。その頃から「世界大戦の兵隊がやってくる」「飛鳥時代が……」等の妄想を訴え始め, 食事も摂らず夜間不眠が続いた。X-1日, 手足をバタバタさせたり支離滅裂な内容を話したりしていたが, 兄の説得でなんとか落ち着いていた。X日深夜,「家の裏に筍泥棒が来ているか心配で見てくる」と何度も出入りしているところを兄が発見, 同日朝, 当院受診。支離滅裂, 幻覚妄想, 拒否的, 多弁が認められ, 意思疎通が困難なため医療保護入院となった。

[治療経過] 処方の単純化を目指し, ブロナンセリン8mg, バルプロ酸ナトリウムR 800mg, グリベンクラミド1.25mg, レボメプロマジン50mg, ニトラゼパム10mg, ゾピクロン7.5mg, シンバスタチン5mg, アローゼン1g/日で治療開始。入院当初は「実家はお寺で山ユリが咲いているから取りに行く」「その山は私の山だ!」等の妄想を訴え, 看護スタッフに「こっちを見たな!」と大声を出していた。X+7日, 大声の頻度が減少し, 多弁性もほとんどみられなくなった。入院当初に比べて幻覚・妄想状態も改善されてきたが,「芸能祭りでフラダンスを踊りに行く」「入院している場合なんかじゃない」等の訴えや, 思い出と言いながらまとまりのない内容をメモに書く等の症状が続いたため, ブロナンセリンを16mgに増量。この前後での血糖コントロールは良好であった。X+21日, 大声や多弁的な状態もみられず, 表情もかなり緩やかになる。幻覚・妄想状態は改善されてきており, さらなる改善を期待し, ブロナンセリン20mgへと増量。X+36日, 幻覚・妄想状態や大声を出す行為はほとんどみられないが, やや多弁的な様子を認めたためブロナンセリン4mgを追加, 計24mg/日とした。X+141日現在, 幻覚・妄想状態は改善され, 大声や多弁的な面もみられず穏やかにすごしている。なお血糖値の著変は経過中, まったく認められなかった。

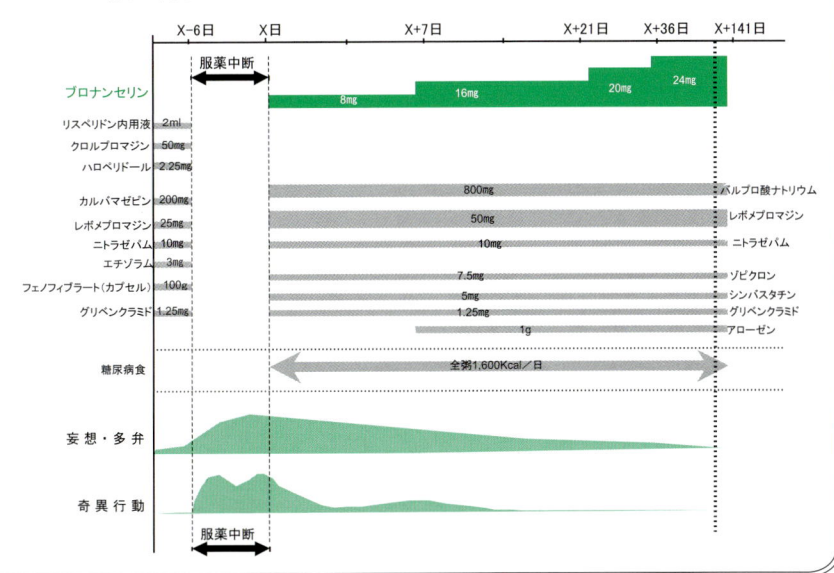

その後の経過

菅野　庸

医療法人菅野愛生会　古川緑ヶ丘病院

[治療経過] X+141日（前回報告時）以後，数回症状が不安定になり薬剤を増減することはあったが，約1年後となるX+1年3ヵ月の時点で，ブロナンセリン16mg/日（朝・夕），クエチアピン200mg/日（朝・夕），バルプロ酸ナトリウムR 400mg/日（朝・夕）と，レボメプロマジン50mg/日，ニトラゼパム10mg/日，ゾピクロン7.5mg/日の就寝前投与で，症状の長期的な安定は得られていた。

X+1年4ヵ月，引き続き症状が安定していたのでブロナンセリンを12mg/日に減量したところ，不安感が増大したためクエチアピンを300mg/日に増量。

X+1年5ヵ月，奇異行動が増えるなどの症状の増悪が見られたため，ブロナンセリンを24mg/日，バルプロ酸ナトリウムRを1,400mg/日に増量。

X+1年6ヵ月，約3週間で症状が改善したので，ブロナンセリンを16mg/日，バルプロ酸ナトリウムを1,000mg/日に減量し，クエチアピンを400mg/日に増量。

X+1年9ヵ月，活動性の低下が認められたため，ブロナンセリンを8mg/日にまで減量。しかし症状が改善しなかったためブロナンセリンとクエチアピンを一旦中止し，クロルプロマジン・プロメタジン配合剤A 1mg/日，バルプロ酸ナトリウムR 600mg/日，ニトラゼパム10mg/日にて，経過を観察することとした。

X+2年5ヵ月，東日本大震災が発生，被災。

X+2年8ヵ月，被災後のストレスなどによる不安感の増大に加え，多弁や奇異行動も確認されたため，統合失調症の再発と考え，再びブロナンセリン12mg/日，クエチアピン300mg/日に，リスペリドン6mg/日，レボメプロマジン100mg/日，バルプロ酸ナトリウムR 1,000mg/日での治療を開始。

X+2年9ヵ月，不安感，多弁性が減少してきたため，レボメプロマジンを50mg/日，バルプロ酸ナトリウムRを800mg/日に減量，リスペリドンも3mg/日に減量。

X+2年10ヵ月，症状の改善に伴い薬剤性の過鎮静が危惧されたためリスペリドンを中止し，レボメプロマジンも25mg/日に減量。バルプロ酸ナトリウムRは1,000mg/日に増量。

X+2年11ヵ月，一過性の症状悪化に伴い，パリペリドン3mg/日を併用，その後6mg/日まで増量。

X+3年，ブロナンセリン12mg/日，クエチアピン300mg/日，リスペリドン4mg/日，レボメプロマジン25mg/日，抑肝散エキス顆粒7.5g/日，ゾピクロン7.5mg/日にて，震災以前の良好な状態で推移。現在グループホームでの生活を考え，外泊訓練をくり返しながら空室待ちする状態まで回復。

[今後の展望] グループホームでの生活を見据えた治療戦略として，今後は活動性の維持を期待できる薬剤選択が重要と考えられる。

そこでまずはさらなる処方の単剤化を目指し，徐々に減量してきたレボメプロマジンを中止し，次に不穏時の使用目的で併用されているリスペリドンの中止，最終にはクエチアピンの減量・中止によるブロナンセリンの単剤化までもっていきたいと考えている。

Ⅱ. 急性期（再発・再燃）への効果

【その後の経過図】

	X+1年3ヵ月	X+1年4ヵ月	X+1年6ヵ月	X+1年8ヵ月	X+1年10ヵ月	X+2年4ヵ月	震災	X+2年8ヵ月	X+2年10ヵ月	X+3年
パリペリドン									6mg / 3mg	6mg
リスペリドン								6mg	3mg	4mg
レボメプロマジン	50mg							100mg / 50mg		25mg
クエチアピン	200mg	300mg	400mg					300mg		
ブロナンセリン	16mg	12mg	24mg	16mg	8mg			12mg		
ラキソベロン	5mg	5mg								
センノサイド								12mg	12mg	12mg
抑肝散エキス顆粒				7.5mg				7.5mg		
ゾピクロン	7.5mg							7.5mg		
トリアゾラム				0.25mg						
ロラゼパム	2mg			1mg						
クロルプロマジン・プロメタジン配合剤錠A					1mg					
バルプロ酸/R	400mg	600mg	1400mg / 1000mg	600mg				1000mg / 800mg	1000mg	400mg
ニトラゼパム				10mg				10mg		

多弁・奇異行動
不安感
過鎮静
血糖値　　　　　　　　　　　　　　106　　　　　91　　79

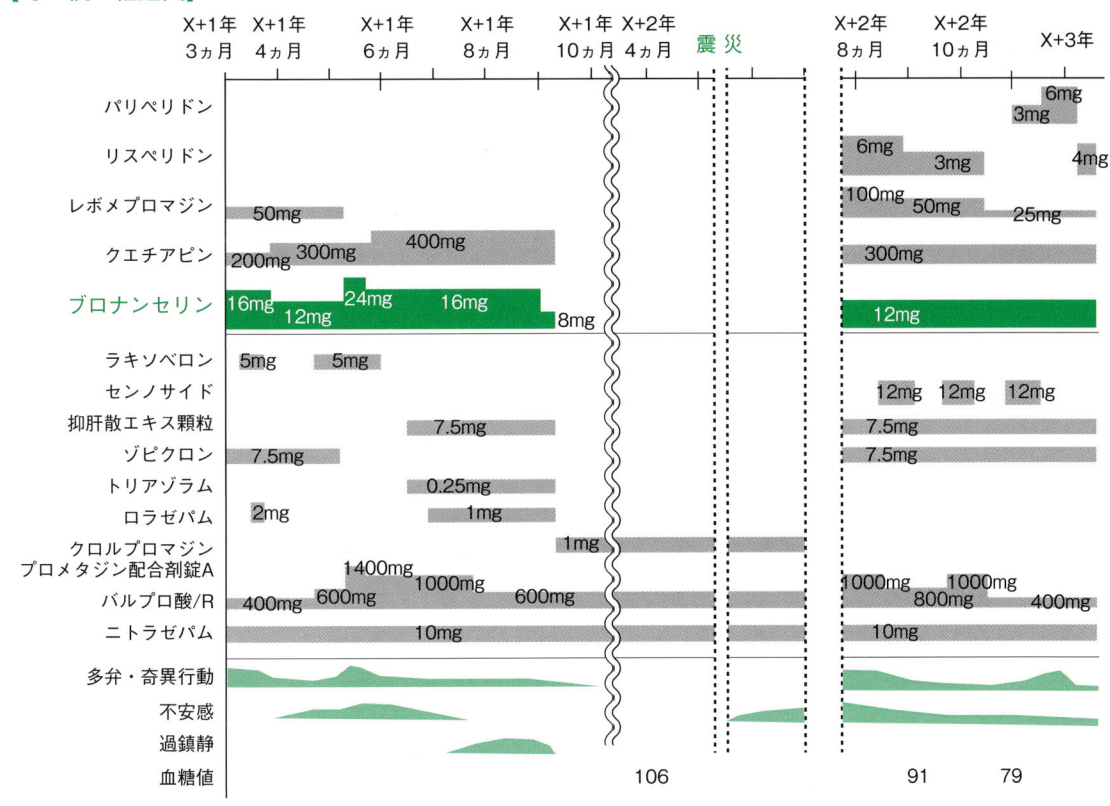

考　察

前回の報告と同様に，今回もブロナンセリンを主剤にした薬物療法で，再燃した症例を安定化までもっていけたことより，ブロナンセリンは，再燃・再発例での再寛解導入に適した薬剤と考えられた。

さらに，再燃・再発をくり返す慢性期統合失調症の治療においては，活動性を落とすことなく，症状のコントロールができる薬剤選択が重要となるため，非鎮静系のブロナンセリンはその点においても，主剤として用いるのに適した薬剤と考えられた。

11. ブロナンセリンへの切り替えにより幻聴・意欲低下が著明改善した統合失調症の1症例

野宮 浩平

医療法人緑光会　野宮病院

[症　例] 31歳, 女性。

[主　訴] 幻聴, 意欲低下。

[既往歴] 特記すべきことなし。合併症なし。　[家族歴] 兄も統合失調症。

[生活歴・現病歴] 高校卒業後, 就職し事務職を4年間務めたが, 社内の人間関係に馴染めず退職した。再就職先でも同様に人間関係の問題により1ヵ月半で, その後の就職先でも同じ理由により1ヵ月で退職。以後就業せずにブラブラしていた。25歳時に夜間不眠, 不安亢進, 絶えず独語があり, 意味不明なことを口走る。「盗聴されている」と言い, 注意集中困難で家事が手につかなくなり, X－5年4月2日より6月29日まで当院に入院した。退院後の処方はリスペリドン6mg/日, ビペリデン3mg/日。退院後, 共同作業所に通所していたが意欲低下があり, 共同作業所も休みがちで無月経を伴っていた。X－4年より体重増加を訴えたため, ペロスピロン24mg/日, ビペリデン1mg/日の処方に変更。無月経は改善したが, 共同作業所は休みがちであった。X年5月より幻聴が聞こえ始め, 辛いと訴えだした。本人にも幻聴だという自覚があった。

[治療経過] X年6月よりブロナンセリン16mg/日, ビペリデン1mg/日に変更, 1週間で幻聴は完全消失した。リスペリドン投与時にみられた体重増加, 無月経などの副作用も改善し, 安定した症状が継続している。意欲低下も著しく改善, 日常生活・活動性・意欲も向上し, これまで休みがちであった共同作業所へ休まずに通所するようになった。X年10月6日（X＋113日）本人が日中の眠気を訴えたため, ブロナンセリンを8mg/日に減量した。その結果, 日中の眠気は訴えなくなった。X年12月10日（X＋178日）, 再び幻聴が再燃し, つらいと訴えたため, ブロナンセリンを16mg/日に戻した。その結果, 幻聴はすみやかに消失し, 日中の眠気もなく, 作業所に通所していた。

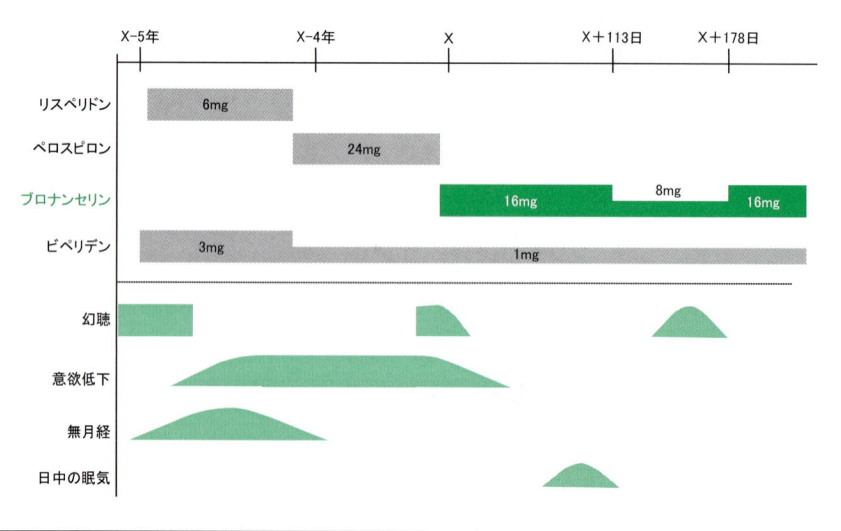

その後の経過

野宮 浩平

医療法人緑光会　野宮病院

その後も引き続き共同作業所に通所し，幻聴も消失していた。しかしX＋1年5月26日（X＋344日），夕方になって疲れてくると幻聴が聞こえると訴えた。シャワーを浴びているとシャワーの水音が人の話をしている声に聞こえるのだという訴えがあったが，共同作業所には毎日通所を続けていたため，経過をそのまま観察していた。

X＋1年10月15日（X＋487日），夕方になると自分を呼ぶ声が頭の中から聞こえると訴えた。その後たびたび，夕方になると幻聴が聞こえると訴えたために，X＋1年11月25日（X＋528日）ブロナンセリンを24mgに増量した。ブロナンセリンを増量したことにより，夕方聞こえていた幻聴も消失し，共同作業所にも休まず通所し，役員をするなど中心的な役割を果たしており，活動的な生活を送っている。

生理も順調にあり，体重増加も認めず，ビペリデンは1mgのままで錐体外路症状も出現していない。以前ブロナンセリン16mgで出現した眠気も，24mgに増量しても出現せず，本人は逆に夜よく眠れるようになったと言っている。本人は授産施設でアルバイトをしたいとの意思があり，現在検討中である。

考　察

本症例において長年治療に難渋した幻聴が，ブロナンセリン投与開始からわずか1週間の短期間で著しい改善効果を認め，その後効果が継続していることは，ブロナンセリンの薬理学的特性である強力な脳内ドパミンD_2受容体遮断作用が直接反映したものと考えられる。

また，意欲低下に対しても幻聴改善効果同様の著しい改善が認められ，一貫して高い活動性が維持できていることは，ブロナンセリンがドパミン，セロトニンに特化した強力かつシンプルな受容体選択性で，鎮静作用が弱く，静穏系薬剤であることによるものと考えられる。

また，リスペリドン投与時には体重増加や無月経などの副作用が見られたが，ブロナンセリンへの切り替えによって，それらの副作用はすみやかに消失し，副作用防止のための抗パーキンソン薬の投与量も3分の1にまで減量が可能となったことが，著しいQOL向上に繋がった要因のひとつであると推測される。

その後，ブロナンセリンの16mg投与によって消失していた幻聴が再び出現したため，24mgに増量したところ改善した。24mgまで増量しても過鎮静は認められず，錐体外路症状も出現しないなど，ブロナンセリンは高用量を投与しても鎮静作用が弱く，患者のQOLを良好に保つことができている。

以上のことからブロナンセリンは，精神症状改善効果が高く，かつ，安全性も高い薬剤であると考えられる。

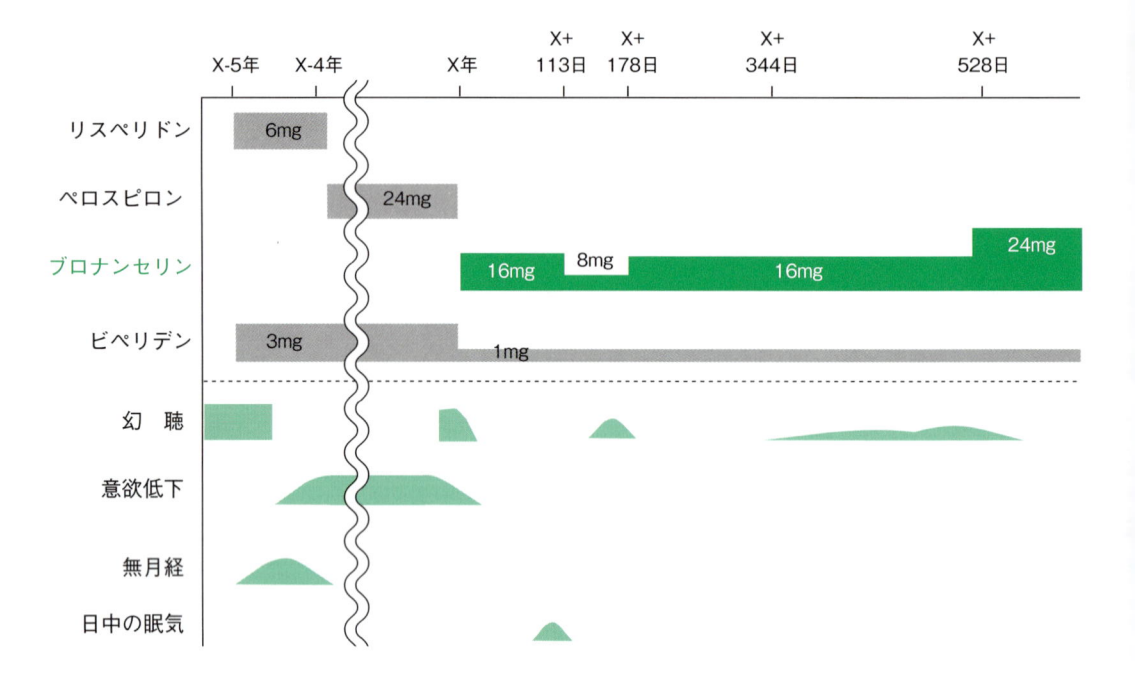

【その後の経過図】

	X-5年	X-4年	X年	X+113日	X+178日	X+344日	X+528日
リスペリドン	6mg						
ペロスピロン		24mg					
ブロナンセリン			16mg	8mg		16mg	24mg
ビペリデン	3mg		1mg				
幻聴	ある		ある	ある		ある	ある
意欲低下		ある	ある				
無月経	ある						
日中の眠気			ある				

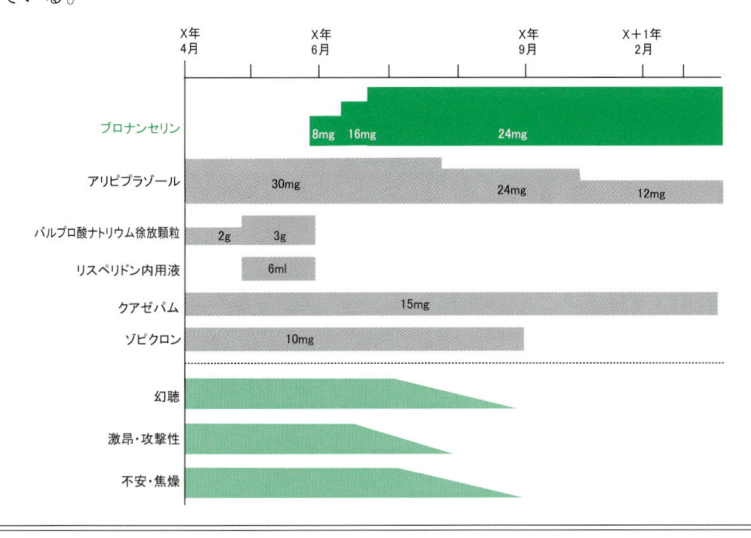

12. 他剤無効の幻聴にブロナンセリンが奏効した1例

桑原 駿介

医療法人社団緑心会　福岡保養院精神科

[症　例] 40歳，女性。
[主　訴] 幻覚，妄想。　[既往歴] 特記事項なし。合併症なし。
[生活歴・現病歴] 同胞5人の第4子。発病時には末子の妹と母との3人暮らし。高校卒業までは特に問題なく育つ。X−21年の夏頃から不眠が見られ，母親と喧嘩をしたり落ち着かなくなり，同年冬に精神科病院に初回入院となる。退院後はキャディーの仕事にX−16年10月まで従事。同年11月より言動がまとまらず，幻覚・妄想状態となり，本院初回入院となる。精神運動興奮状態を呈し，全裸となり，不穏状態のため，隔離室を使用することが多かった。X−10年2月に退院となった後も再燃，X−1年4〜5月，X年3〜4月，X年4〜8月と，本院に4回の入院歴がある。主な前治療薬はリスペリドン，オランザピンであったが改善せず，オランザピン使用時は体重増加が顕著で，患者の拒薬によりアリピプラゾールに変更した。

[治療経過] ①X年4〜5月：アリピプラゾール30mg/日分1，バルプロ酸ナトリウム徐放顆粒2g/日，クアゼパム15mg/日分1。入院後，幻聴がひどく攻撃的で落ち着かない日が続く。②X年5〜6月：アリピプラゾール30mg/日分1，バルプロ酸ナトリウム徐放顆粒3g/日分1，リスペリドン内用液6mL/日分1，クアゼパム15mg/日分1，ゾピクロン10mg/日分1。薬を増量するが異常体験は続き，落ち着かない。③X年6〜7月：ブロナンセリン8mg/日分2を上記処方に追加。1週間ずつ8mg→16mg→24mgと増量。少しずつ落ち着き，おとなしくなる。④X年7〜8月：アリピプラゾール30mg/日分1，ブロナンセリン24mg/日分2，クアゼパム15mg/日分1，ゾピクロン10mg/日分1。幻聴の訴えもなく，おとなしくなってきたため，8月に退院。退院後は通院しており園芸療法にも欠かさず出席している。⑤X年9月〜：アリピプラゾール24mg/日分1，ブロナンセリン24mg/日分2，クアゼパム15mg/日分1。⑥X+1年2月〜現在：アリピプラゾール12mg/日分1，ブロナンセリン24mg/日分2，クアゼパム15mg/日分1。最近は作業所への通所も始め，幻聴の訴えも消失している。

その後の経過

桑原　駿介

医療法人社団緑心会　福岡保養院精神科

　X＋1年2月以後，順調に外来通院を続けていたが，X＋2年4月に入って落ち着きがなくなり，興奮，不眠も出現したため，同月に5回目の入院となった。

　入院後よりブロナンセリン24mg，リスペリドン6mg，バルプロ酸1,200mg，クアゼパム15mgにて治療を開始し，5月まで同用量を維持したところ，徐々に落ち着きが出てきた。6月よりブロナンセリンはそのままの用量を維持し，リスペリドンを6mgから4mgに，バルプロ酸を1,200mgから400mgに減量した。クアゼパムは15mgを継続。この頃になると外泊もでき，落ち着いて，異常体験もなくなったため6月28日に退院した。

　X＋2年7～8月の処方は以下のとおりである。ブロナンセリン24mg，リスペリドン4mg，クアゼパム15mg。バルプロ酸を中止した。7月よりリスペリドン持効性注射製剤（RLAI）を25mgより開始，50mgまで漸増したが，患者からは「注射になって少しふらつく」という訴えがあった。8月より9月にかけてブロナンセリン24mgとクアゼパム15mgを継続しつつ，リスペリドンを中止してRLAI 50mgに切り替えた。この頃には作業所にも行くようになっていた。9月から12月にかけてはブロナンセリンも中止し，RLAI 50mgとクアゼパム15mgのみとしたが，園芸療法にも参加するなど穏やかであった。X＋3年1月からは2週間ごとにRLAI 50mgを筋注するのみで内服薬を全て中止としたが経過はよく，不眠もなかった。

　X＋3年2月に入って再び不眠が出現。姉に連れられて来院した。易刺激的で不穏となったため，2月7日，6回目の入院となった。入院直後から同年4月までブロナンセリン16mg，クアゼパム15mgおよび2週間ごとにRLAI 50mgの処方にて薬物療法を開始。興奮が落ち着かず，4月14日より隔離措置を取った。ブロナンセリンを24mgまで増量，クアゼパム15mgは維持したまま，レボメプロマジン200mgを追加した。当初は「身体が暑い」と裸になるなどの行為が見られたが，次第に落ち着き，4月24日に隔離を解除した。以降，5月11日までブロナンセリン16mg，クアゼパム15mgに処方を戻し，一般病棟で落ち着いて過ごした。5月12日から6月16日までブロナンセリンを24mgまで増量，クアゼパムも15mg錠を1錠から2錠に増やし，外泊もできるようになった。

　しかし再び興奮，不穏状態となったため，6月17日から7月14日まで隔離措置を取った。この間の処方はブロナンセリン24mg，クアゼパム15mgに炭酸リチウム600mgとレボメプロマジン150mgであり，興奮状態は治まり一般病棟に戻ることができた。RLAI 50mgはプロラクチン値が126ng/mLになったため11月で中止とした。

　11月24日以降の処方はブロナンセリン24mg，クアゼパム15mg，炭酸リチウム600mgを維持している。院内を散歩するなどしてはいるものの，表情は硬く，動作も緩慢になり，X＋4年1月23日退院となった。現在は外来通院中で，処方はブロナンセリン24mg，スローハイム10mg 1錠，リチオマール200mg 6錠で経過良好である。

考　察

　本症例は長年経過をみている患者で，かなり難

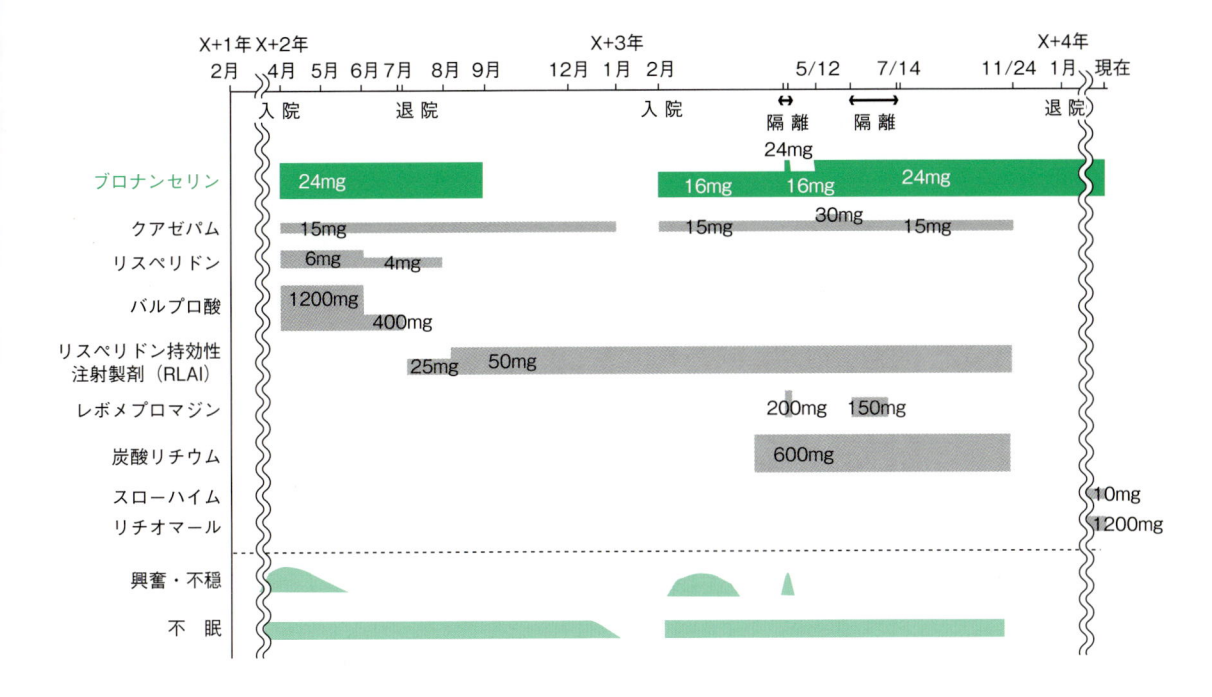

【その後の経過図】

	X+1年 X+2年			X+3年				X+4年	
	2月 4月 5月 6月 7月 8月 9月	12月 1月 2月	5/12 7/14	11/24 1月 現在
	入院　　　退院	入院	隔離　隔離	退院

ブロナンセリン	24mg / 16mg → 24mg(16mg) → 24mg
クアゼパム	15mg / 15mg → 30mg → 15mg
リスペリドン	6mg → 4mg
バルプロ酸	1200mg → 400mg
リスペリドン持効性注射製剤（RLAI）	25mg → 50mg
レボメプロマジン	200mg → 150mg
炭酸リチウム	600mg
スローハイム	10mg
リチオマール	1200mg

興奮・不穏
不　眠

　治例であるが，入退院をくり返しながらもブロナンセリンを中心とした治療で社会生活が可能になっている症例である。
　今後も経過をみながら対応していきたい。

13. ブロナンセリンへの切り替えにより陽性症状および性機能障害が改善した統合失調症の1例

斉藤 まなぶ

弘前大学医学部附属病院神経科精神科

[症 例] 27歳，男性。
[主 訴] 被害関係妄想。
[既往歴] X-6年に急性膵炎，十二指腸潰瘍で内科入院。　[家族歴] 母親が統合失調症。
[生活歴・現病歴] 2人同胞第2子。両親は離婚。母親が病気のため養護施設で養育される。中学卒業後，職を転々とした。自動車工として出稼ぎ中のX-10年に「みんなが自分に文句を言っている」「みんなが変になった気がする」などの被害関係妄想が出現し発病。その後，職を転々とするが，関係妄想のため長続きしなかった。X-7年帰省。幻聴に従い，両腕に無数の自傷痕あり。空笑，自我障害を認め，施設職員の勧めでX-7年8月，当院初診。以後2回の入院歴があり，リスペリドンやハロペリドールで治療されるが，集中力困難，性機能障害の副作用が目立ち，アドヒアランス不良となりやすく，このため幻聴や被害関係妄想が残存し，退院後も長期就労が困難であった。X年1月，被害関係妄想の悪化から精神不調を認め，処方変更を希望。アリピプラゾールを追加したが症状改善はなく，X年2月処方調整のため入院。患者は関係妄想の消失を強く求め，薬の増量を希望。アリピプラゾールを増量し，ハロペリドールと一時期リスペリドンも併用した。X年3月，症状は消失し退院したが，集中力困難と勃起不全を訴えたためリスペリドンを減量。減量に伴い症状の悪化がみられたため，X年5月よりブロナンセリンの使用を開始した。

[治療経過] X年2〜4月まで主治療薬であったアリピプラゾール，ハロペリドール，リスペリドンのうち，同年5月よりリスペリドンを中止，アリピプラゾールを減量し，ブロナンセリン8mgを追加した。症状の悪化はなく，眠気が持続するため，同年6月，ハロペリドールを中止したが，さらに眠気の訴えがありブロナンセリンを6mgに減量した。同時期より完全にブロナンセリンに単剤化した。被害関係妄想は悪化なく，集中力困難や性機能障害などの副作用も出現しなかった。同年7月には資格をとり，健常者枠での就職に成功し，同年9月には長期同棲していた相手と結婚に至った。現在も順調に仕事を続けている。

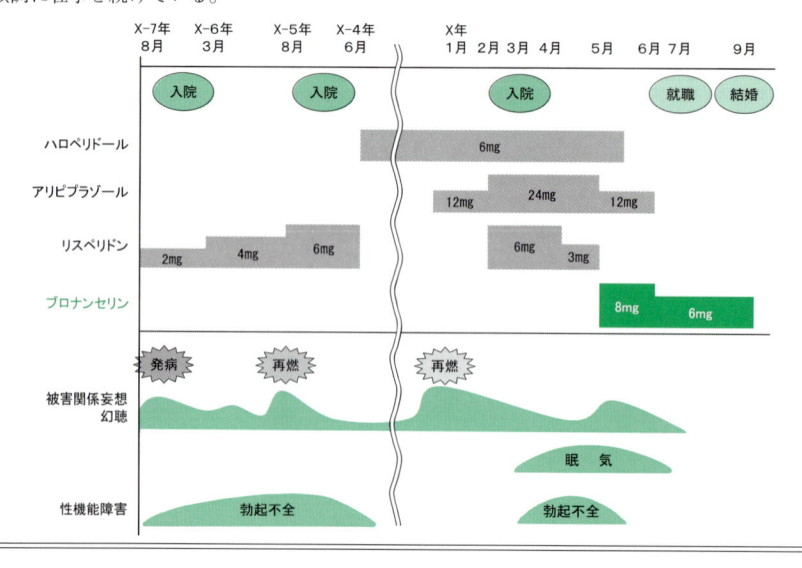

その後の経過

斉藤 まなぶ

弘前大学医学部附属病院神経科精神科

[治療経過] X−7年より治療を開始し，X年5月よりハロペリドール，アリピプラゾールにブロナンセリン8mgを追加。本人のブロナンセリンへの服薬感がよいため他剤を中止し，ブロナンセリン6mgで継続していた症例である。

X＋1年10月，職場復帰後，被害関係妄想・不安があり，ブロナンセリンを8mgに増量し，症状は改善した。同僚との対人関係でストレスを感じやすいため，夜間専門の介護職として1人で仕事をすることで症状は安定して経過した。

X＋2年9月，利用者から言葉遣いについて苦情が出たのを機に上司から呼び出され，同僚との交流が少ないことを指摘された。同時期より周囲の目が気になり，同僚に対する被害関係妄想が再燃した。これまでも同様の理由で転職をくり返していたが，家族がいるため仕事の継続を強く希望した。話し合いの結果，ブロナンセリンを12mgに増量した。症状の改善があり，職場では実際の能力が評価され，昇進の話があることが判明した。

ブロナンセリン12mgの継続で眠気を強く訴えたため，X＋3年2月にブロナンセリンを8mgに戻したが，人の話し声が聞こえるという幻聴の訴えがあり，同年3月にブロナンセリンを12mgに戻し，本人の希望もありアリピプラゾール3mgを追加した。症状は改善し，アリピプラゾールを中止してブロナンセリン12mg単剤に戻し，安定して経過していた。

その後，会社での昇進および異動があり勤務は夜勤から日勤になり，同僚と一緒に仕事をする機会が増えた。再び被害関係妄想・幻聴がみられ，仕事に集中することが困難になった。アリピプラゾール12mgを追加したが改善が得られず，病識も認められなかった。患者の眠気は気になるもののブロナンセリンの増量を促し，同年7月に単剤で20mgに増量した。被害関係妄想と幻聴はすみやかに軽減し，患者から「病気のせいだと解った，よい経験だった」との言葉が聞かれ，病識も得られた。

病状は安定し，現在はブロナンセリン16mgで単剤治療を継続している。

[QOLの変化] 真面目な仕事ぶりが評価され，会社では昇進をした。職場環境の変化から一時期被害関係妄想と幻聴の悪化がみられたが，ブロナンセリンを20mgに増量することで，症状の改善をみた。また，増量後に性機能障害はなく，10月には患者の念願であった妻の懐妊となった。そして，治療全期間において錐体外路症状（EPS）の発現はなく，抗パーキンソン薬の使用も不要であった。

筆者が担当医となった当初は，患者は薬物療法については協力的とは言えず，性機能障害の副作用から服薬が不規則になることもあった。多数の薬剤を使用したが，ハロペリドールと同効であるブロナンセリンについては好感を示し，以後服薬習慣が定着したのは幸いなことである。薬剤による症状の改善を経験し病識が得られたことも，病気に対する漠然とした不安からの脱却に大いに貢献したと思われる。ときに病状悪化はあるものの，仕事への意欲が認められ，5月頃には「仕事は楽しい」との話もしている。

考 察

本稿は患者の職場復帰・結婚に至ったブロナン

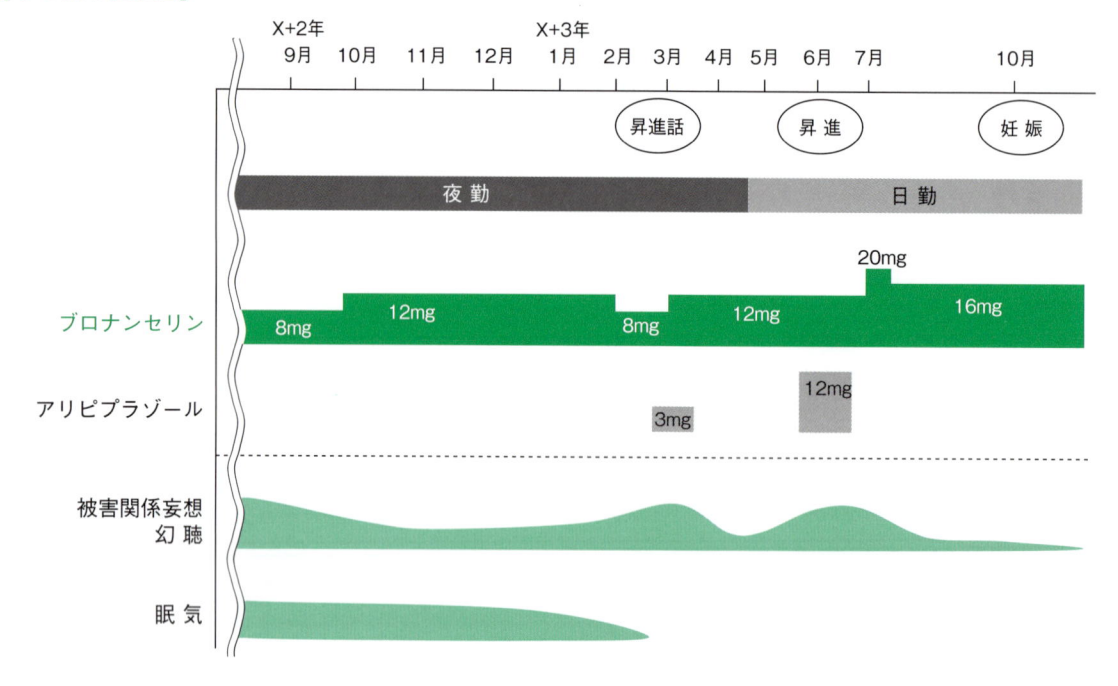

【その後の経過図】

セリンによる統合失調症治療，その後の継続治療の報告である．症例は，就労意識は高かったものの再燃をくり返し，長期の就労が困難であった．しかし，ブロナンセリンに切り替えて社会復帰を果たした．社会復帰後のストレスの中であってもブロナンセリンの増減により症状は安定し，現在も16mg単剤投与で継続中である．継続投与の間に，職場での昇進・妻の妊娠を得，社会復帰および家庭生活に成功した症例と言える．ブロナンセリン単剤であったためか，20mg服用時もEPSの出現がなく，また長期投与に際しても，リスペリドン投与時の射精障害やハロペリドール投与時の勃起障害も発現しなかった．ブロナンセリンは用量依存的にEPSが出現するが，20mgでもEPSは出現しなかった．

ブロナンセリンは治療継続率がオランザピンやリスペリドンと遜色がなく，今回の症例でも3年半にわたって投与継続中である．

今回は特に副作用の発現もみられず，長期服用に適した薬剤であるとの印象も得た．ストレス下による被害関係妄想や不安に対してもブロナンセリン単剤の短期間の増量で対処できたことは，本剤のD_2受容体遮断作用が統合失調症の中核症状を抑えていることに起因するものと考える．

以上のことより，ブロナンセリンは強いD_2受容体遮断作用により，単剤で中核症状・周辺症状の軽減を得ることができ，多剤併用により生じやすいQOLへの悪影響を減じることができた．患者の社会復帰を目標とするには，治療者はアドヒアランスやQOLへの薬剤の影響を十分に配慮し診療にあたることが望ましいと思われる．

14. 難治の統合失調症に対しブロナンセリンの静穏作用を実感した症例

高橋 一志，桑原 和江，石郷岡 純

東京女子医科大学精神神経科

[症　例] 44歳，女性。
[主　訴] 幻聴，妄想，攻撃性。　[既往歴] 特記事項なし。合併症なし。
[生活歴・現病歴] 地元の小・中・高校を卒業し，短大に進学した。成績は上位であった。短大を卒業後，一流企業に就職するようになって間もなく，「会社の人に意地悪されている気がする」「会社の上司が家をのぞきに来る。自分のことを興信所を使って調べている」などと話すようになった。その頃より欠勤が目立つようになり，1ヵ月後（就職後1年余り）に退社した。その後はアルバイトを転々としたがどれも長続きしなかった。「自宅が盗聴されている。近所の人が家で起きたことを知っているのはおかしい」などと話し，探偵事務所に連絡して，実際に盗聴器を探させるなどの行為がみられるようになった。23歳時に当院を初診，統合失調症の診断で同日医療保護入院。この入院の後，現在までの当院入院歴は10回を数える。X−2年1月の10回目入院治療後は月2回の頻度でヘルパーの自宅訪問を受け，より密な経過観察の下に外来通院が行われた。リスペリドン6mg/日とバルプロ酸ナトリウム400mg/日で，多少奇異な言動を認めつつも大きな逸脱行動はなく安定していた。しかし，X年2月頃より，近所の小学生に対し，「何見てんのよ」「あっちに行きなさい」と怒鳴り，傘で子どもたちを威嚇するような行動が出現。X年5月，当院に11回目の入院となった。
[治療経過] 医療スタッフに対し，「お前の目がこわいんだよ」「部屋に入ってくるなって言ってるだろ。出て行けよ」と大声で暴言を吐くなど，攻撃性が目立っていた。バルプロ酸ナトリウムを増量して経過を観察していたが効果が乏しい印象であったため，リスペリドンからブロナンセリンへの切り替えを行った。ブロナンセリンは最大量である24mg/日を使用したところ，次第に攻撃性および興奮は目立たなくなり，会話時のトーンも低くなっていった。外出をくり返して経過観察し，かなり安定した病棟生活が可能になったため，入院後約1ヵ月で退院。退院後1年が経過しているが再発の兆候はなく，穏やかな外来通院がみられている。

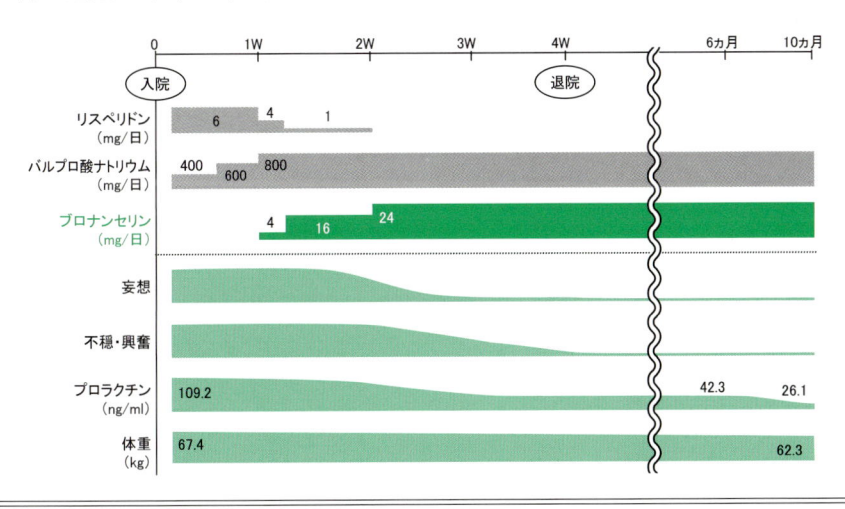

その後の経過

高橋 一志, 桑原 和江, 石郷岡 純

東京女子医科大学精神神経科

比較的裕福な家庭環境であったため,本人のペースで生活できていた。毎日欠かさず,午前中は電車に乗り近隣の複合入浴施設に出かけ,入浴とその後の昼食を済ませていた。帰りには行きつけの喫茶店に立ち寄り1時間ほど過ごした後,午後3時ごろには帰宅するのが日課であった。

毎月1回の定期受診日にデイケアや作業療法への参加を勧めていたが,自分のプライドが許さないという理由で拒否していた。また,10年以上にわたって継続していたことではあるが,女性看護師に対して陰性感情が強く出る場合がしばしばあり,外来担当看護師に「私をなめるんじゃないわよ」「ジロジロ見ないで,失礼ね」ときつい口調で一言発するという行動は継続していた。しかし,それ以上の発展をみせることはなく,そのまま,何食わぬ表情で帰途につくのがいつものパターンであった。このような行動は病院内の女性看護師に対してのみのことであり,その他の人物に向けられることはなかった。バルプロ酸ナトリウムを800mg/日から1200mg/日まで増量して観察してみたが,来院時における看護師に対しての暴言に変化はみられなかった。ブロナンセリンは24mg/日で継続していたが,副作用も目立たず,しっかり服用できていた。

ブロナンセリンを主剤にしてから2年以上経過している。生活が著明に社会的になってきたとまではいえないが,これまでの過去の病歴を考えると,かなり安定していた時期であったと言えよう。しかしながら,高齢の母との2人暮らしであり,近い将来,母が患者本人の保護者として十分な機能が果たせなくなることが予想される。ブロナンセリンは今のところ本人にとって非常に効果的に作用しているが,そのときのために,早めに心理社会的な面からのサポートを準備し,薬物治療で得た効果を減弱させないように注意する必要があろう。

考 察

20歳代発症で44歳時まで10回を超える入院歴を有する症例に対してブロナンセリンを投薬した。リスペリドンなど,これまでの抗精神病薬ではコントロールできなかった衝動性や興奮が,ブロナンセリンに切り替えることで抑えられ,穏やかに生活することが可能になっている。特定の人物に対して,特定の場面で一時的に言葉による攻撃性が増すときがあるが,それ以上の広がりはなく,本人の日常生活に悪影響をもたらしてはいない。

今のところ,作業療法などのリハビリテーション活動には取り組めておらず,本人の社会的活動が増加している様子はない。しかし,情動の安定化が継続すれば,徐々にこちらの面での改善にも取り組めるのではないかと期待している。

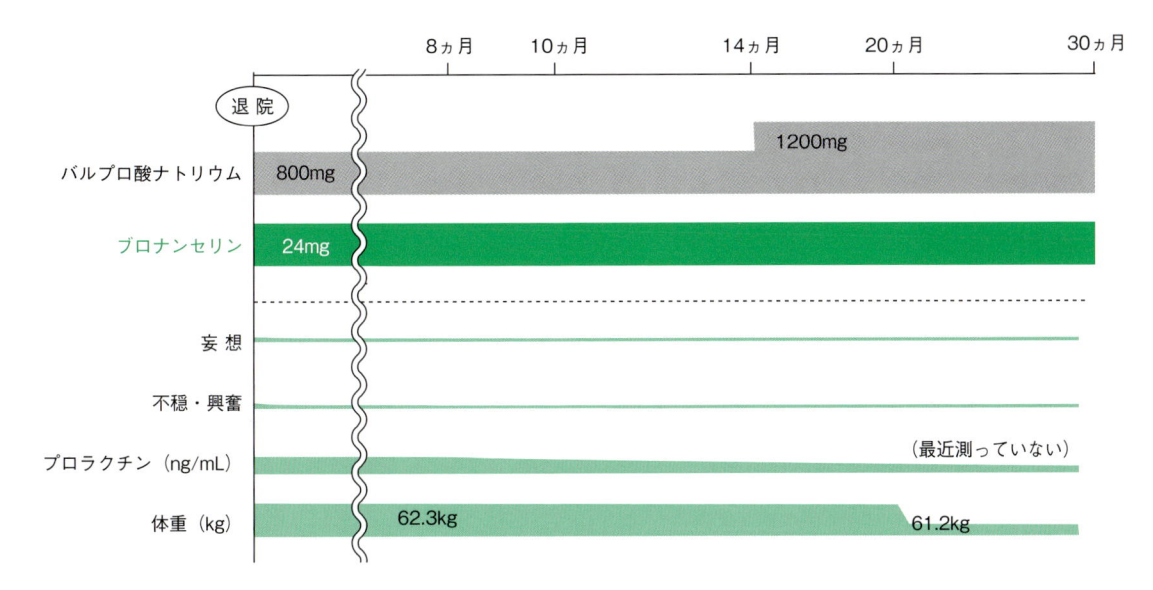

【その後の経過図】

	退院	8ヵ月	10ヵ月	14ヵ月	20ヵ月	30ヵ月
バルプロ酸ナトリウム	800mg			1200mg		
ブロナンセリン	24mg					
妄想						
不穏・興奮						
プロラクチン（ng/mL）					（最近測っていない）	
体重（kg）		62.3kg			61.2kg	

Ⅲ. 他剤からの切り替え　　45

15. 統合失調症の抑うつ状態へのブロナンセリンの効果

仁王 進太郎

慶應義塾大学医学部精神神経科学教室

［症　例］37歳，男性。
［主　訴］不安，抑うつ気分。
［既往歴］特記すべきことなし。合併症なし。　［家族歴］特記すべきことなし。
［生活歴・現病歴］2人同胞中長子。高校卒業後，大学浪人を経て，専門学校へ進学し卒業。その後コンピューター関係の派遣会社で働いたが，X-4年に転職し職人の見習いとして働き始めた。X-1年11月退職。両親と3人暮らし。X-6年9月（29歳），長年つきあっていた彼女にふられて落ち込んでいた。すると「突然職場でもてるようになった」「職場の人が近所に住んでいる」と訴え，「自宅に居ても自分の名前を呼ぶ声が聴こえる」と語った。「自宅前にもファンがいるようになった」「職場で自分が話したことが皆に聞こえてしまっている」ように感じた。自分を呼びとめる声がうるさいので，ヘッドホンステレオを聞いて逃げるようにしていた。疲れてしまい会社を休むことが多くなり，X-6年12月に休職，当院当科を初診。リスペリドンを主剤として薬物療法を開始，幻覚・妄想は概ね消退した。その後復職し，外来通院を続けた。X-3年3月から自己判断で通院，服薬を中断したが，X-1年7月に再診し通院再開。この間に症状再燃はなかったが，月に1度程度の幻聴と多少の言動のまとまらなさはあったという。X-1年11月に退職，X年1月に睡眠薬を過量服薬（ロルメタゼパム1mg錠を20錠）し，リストカットを行い，「死のう」と思って遺書も書いた。特に幻覚・妄想の悪化は見られず，服薬も続けていた。「この歳になって仕事もしておらず，先が見えない」と訴えた。
［治療経過］リスペリドン3mg/日からブロナンセリンへの置換を開始した。ブロナンセリン8mg/日分2に切り替えたところ，X年2月には「自殺しようという気持ちはなくなった」「この薬がいいのかもしれない」と話すようになった。その後希死念慮，自傷行為はみられず，仕事を探す意欲が出て来た。置換の経過において幻覚・妄想はみられなかった。副作用については体重増加はなく，易興奮性，アカシジア，プロラクチン値（置換前25.2ng/mL，置換後9.0ng/mL）の増加，起立性低血圧もみられなかった。

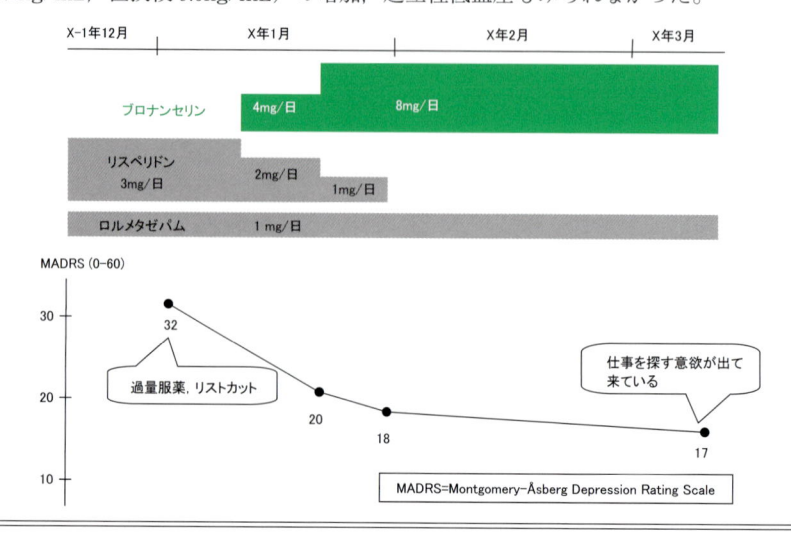

その後の経過

仁王 進太郎

慶應義塾大学医学部精神神経科学教室

　X年7月には地域生活支援センターに見学に行き，8月からは週3回通い始めた。当初は戸惑うこともあったが，次第に慣れていった。月に1度程度，「換気扇の音が人の声に聴こえる」「道を歩いていると，『見てあの人』という声が聴こえた」などの幻聴が出現したが，そこから妄想につながることはなく，支援センターへの通所を含めて日常生活に支障をきたすようなことはなかった。気分も落ち込むことはなく，安定していた。

　X+1年4月眠気，だるさが出現したために，ブロナンセリンを8mg/日分2から6mg/日分2に，5月には4mg/日分1に減量したところ，上記症状は消失した。

　X+2年1月には同じ地域生活支援センターに通う彼女ができたが，3月には別れてしまった。そのようなことがあっても，幻聴がひどくなることはなく，妄想も出現せず，大きく落ち込むこともなく経過している。

考　察

　失職して抑うつ状態となり，自傷行為に至ったが，リスペリドンからブロナンセリンに置換して気分は安定化し，その後の経過も良好な一例である。ブロナンセリンの薬理学的プロファイルの特徴のひとつは，D_2受容体遮断作用を持っていることである。類似の薬理学的プロファイルを持つスルピリドやアミスルピリドと同様に，少量の使用で抗うつ効果を持つ可能性が示唆される[1]。

文　献

1) 仁王進太郎, 渡邊衡一郎：【抗精神病薬】ブロナンセリン（ロナセン®）. 最新精神医学, 13：583-590, 2008.

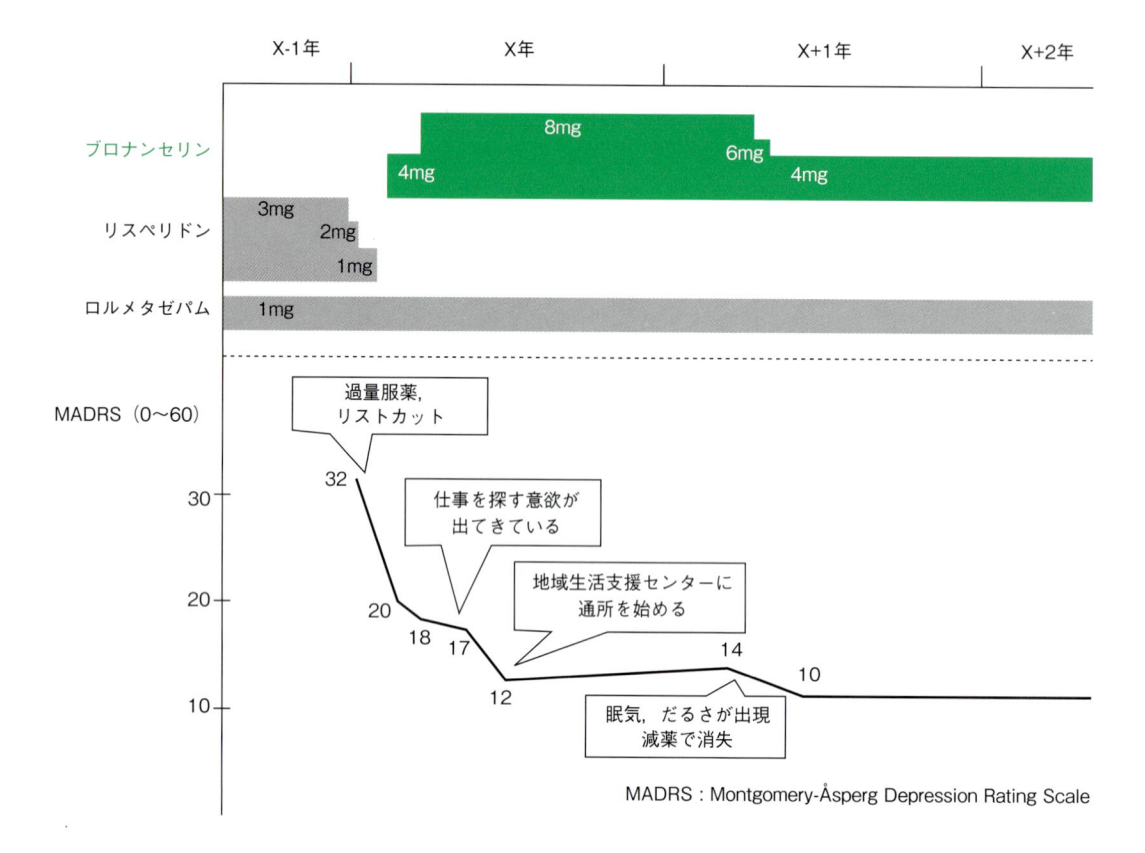

【その後の経過図】

	X-1年	X年	X+1年	X+2年
ブロナンセリン		4mg / 8mg	6mg / 4mg	4mg
リスペリドン	3mg / 2mg / 1mg			
ロルメタゼパム	1mg ————————————————————————			

MADRS（0～60）

- 32 過量服薬，リストカット
- 20
- 18
- 17 仕事を探す意欲が出てきている
- 12 地域生活支援センターに通所を始める
- 14 眠気，だるさが出現 減薬で消失
- 10

MADRS : Montgomery-Åsperg Depression Rating Scale

III. 他剤からの切り替え　　　　　　　　　　　　　　　　　　　　Blonanserin Case Report

16. 妄想や残遺性症状の改善がみられた長期外来通院の妄想型統合失調症

川上　保之

医療法人社団水府会　かわかみ心療クリニック

[症　例] 57歳，女性。　[主　訴] 幻聴，被害妄想，感情表出の乏しさなど陰性症状。

[既往歴] 特記事項なし。合併症なし。　[家族歴] 兄が統合失調症で入院歴あり。両親は若くして死亡したが詳細不明。

[生活歴・現病歴] 2人同胞第2子。真面目で社交が大変苦手，友人は小学生の頃からほとんどいない。商業高校卒業後，24歳まで販売店の事務をしたが退職して家で過ごす。35歳で結婚，41歳で離婚し，子どもはいない。42歳頃から清掃作業員をしており，その頃から兄と2人暮らし。33歳頃から会話の際にどもるようになり，次第に自分の発する言葉に自分の意図と別の意味が含まれている感じがするようになった。結婚後しばらくは症状が消褪するも，37歳頃から1日に数回犬の吠える声が自分への当てつけのように聞こえることがあった。やがて1人でいる時に自分のよからぬ噂を誰かが言っている内容が頭に直接届くようになったという。夫が自分の情報を赤の他人に漏らしていると確信し，問い詰めたが強く否定され，夫との仲が険悪となり後年離婚。また周囲の人に「自分は頭がおかしい」と思われていると考え，次第に直接非難されたり中傷される内容の幻聴も多くなってきたので，日常生活を普通におくることも辛くなった。

[治療経過] 親戚に伴われX−11年7月，A総合病院精神科を初診。妄想型統合失調症と診断され，通院治療を開始。ハロペリドール5mg，クロルプロマジン250mgにて治療開始したが手の振戦が強く出現し，さまざまな抗精神病薬や抗パーキンソン薬の投与調整を経て，X−10年初め頃からスルピリド300mgでほぼ落ち着く。被害念慮は持続したが長期経過はほぼ安定し，X−6年7月，筆者が外来主治医となった。特に重篤な薬剤の副作用もなく陽性症状も全般に安定して経過した。しかし常同的な態度や一方的な言動などの疎通性の障害は変わらず，X−5年7月から筆者の開業に伴って転医。安定した受診状況ながら被害念慮や常同的な訴えも継続。X年4月，職場の健康診断で骨密度低下や骨粗しょう症の可能性を指摘されたとの報告を受けた。これまで患者は薬剤変更に拒否的であったが，副作用や将来のリスクなど十分な説明をし，スルピリドからブロナンセリンへ薬剤変更の了承を得，5月，ブロナンセリン4mg/日より投与開始。約3ヵ月でスルピリド300mg/日を漸減〜中止とし，ブロナンセリンは12mgまで漸増。ブロナンセリンを8mgに増量した頃からやや表情の変化や行動量の増加が目立ってきた。12mgに増量した頃には半ば固定していた被害念慮も自ら訴えることはなく，当方から水を向けると「いろいろとされた気がするがはっきりしない」と，縮小し輪郭が不明瞭となった被害妄想的体験に言及する程度となった。12mgに増量した数日後，アカシジア症状が出現したためビペリデン2mg/日を追加投与し，症状はほぼ消失。ビペリデン併用で経過をみるも便秘症が次第に悪化し，ブロナンセリンを8mgまで減量，ビペリデンは段階的に中止した。その後アカシジア症状や便秘症の再燃はみられず。ブロナンセリンを8mgに用量固定し，身体・精神状態が安定継続していた同年8月，薬剤変更の終了を伝えるとともに変更に伴う患者の変化を尋ねた。「頭が軽くなり，会社の偉い人と話をしても緊張しなくなった」「自分の話し方がおかしいと思われる心配をしなくなった」などと語り，常同的な態度や言動，疎通性の障害を感じさせることが減少し，感情表出がある程度自然にできるようになってきた。また外来受診時の装いが変化，以前と異なり年齢に合った，穏やかで女性らしい装いとなってきていた。

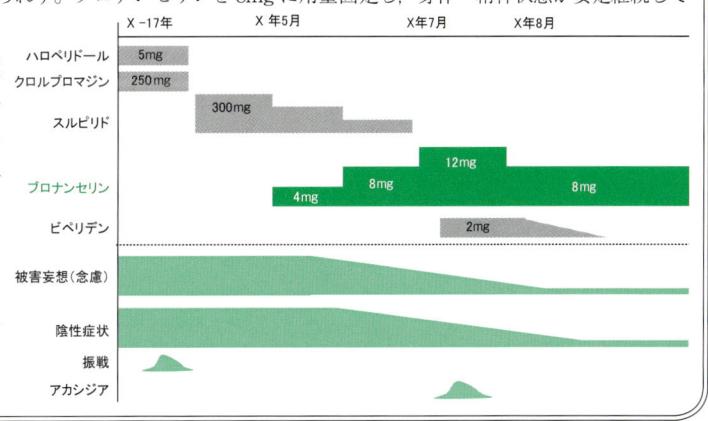

その後の経過

川上 保之

医療法人社団水府会　かわかみ心療クリニック

[治療経過]　その後はブロナンセリン投与量を8mgで固定し，外来で症状および経過を観察し診察を継続した。精神症状は安定しており，ブロナンセリンは新規薬価収載の医薬品であるので保険診療ではしばらく2週間ごとの受診が必要である旨を伝えたが，特に意に介することもなく，受診をきちんと継続した。

患者は公的施設の清掃を主に請け負う会社の派遣社員として，決まった施設に毎日出向いての清掃作業を仕事としており，施設の「偉い人の目」を大変に気にしていた。自分の作業の仕方や現場の担当者との会話に際して常に，「おかしいと思われちゃうんじゃないか」というやや被害的な構えを長年にわたってとっていた。しかしX年末頃からは受診時のこういった訴えは少なくなり，なるべく担当者とは会話を避けるという態度が薄れてきて，「この頃はよく話ができるようになり，雑談が弾むこともあるんです」と報告するまでになった。

X+1年3月とX+2年5月のそれぞれ1ヵ月間ほど，風邪をひくなどで体調を崩した際に下肢がソワソワするといったアカシジア様の症状が出現したが，いずれもビペリデン2mg/日を追加投与して症状が消褪した。ビペリデンは長期投与では便秘など副作用の出現が危惧されるので，できるだけ必要短期間での投与を心がけた。幸い，その後の経過においてブロナンセリン，ビペリデンいずれによっても服薬継続をためらわせるような副作用や有害事象の出現がみられず，安定した薬効が得られた。

薬剤変更から3年半となる現在（X+3年10月）の段階では4週間に一度の受診を定期的にしており，陽性症状は認められず，陰性症状・残遺性症状もほぼ目立たないほどに回復している。

[QOLの変化]　仕事の中で生じていた権威的なものに対する被害的な構えが減少するにつれて，職場の担当上司とも過度な緊張感なく接することが可能となり，スムーズなコミュニケーションが進むようになった。また，以前のような「気張った」つもりであえて選んだ，傍目には奇抜な服装を選択することがなくなり，穏やかな色遣いの品のある服装の選択がみられるようになってきた。被害念慮が消褪して得られた自己肯定感により，生活のさまざまな局面で穏やかで柔らかい態度や言動が主調となった暮らし方ができるようになったのであろう。

身体面での定期的な検査でも特に異常は認められず，服薬による副作用もみられない。身体的にはたいへん健康状態の良好な生活を送っている。

考察

統合失調症は再発をくり返しやすい慢性疾患である。Liebermanらが提唱しているcritical period仮説によると，再発や再燃をくり返し病相が進行するに従って，大脳白質の委縮が進行して認知機能障害が深刻となり，社会適応能力が低下していくという。それゆえ治療目標は再発と難治化を防止することと，社会的機能の質を維持することであると思われる。現在のところ治療の基本となるのは継続的な薬物療法であり，診療所外来の治療現場においては特に患者が自主的に規則正しい通院を継続し，投与薬剤の投与量を忠実に服用することが不可欠である。そのため投与薬剤は，十分な抗精神病効果とともに忍容性や服薬継

【その後の経過図】

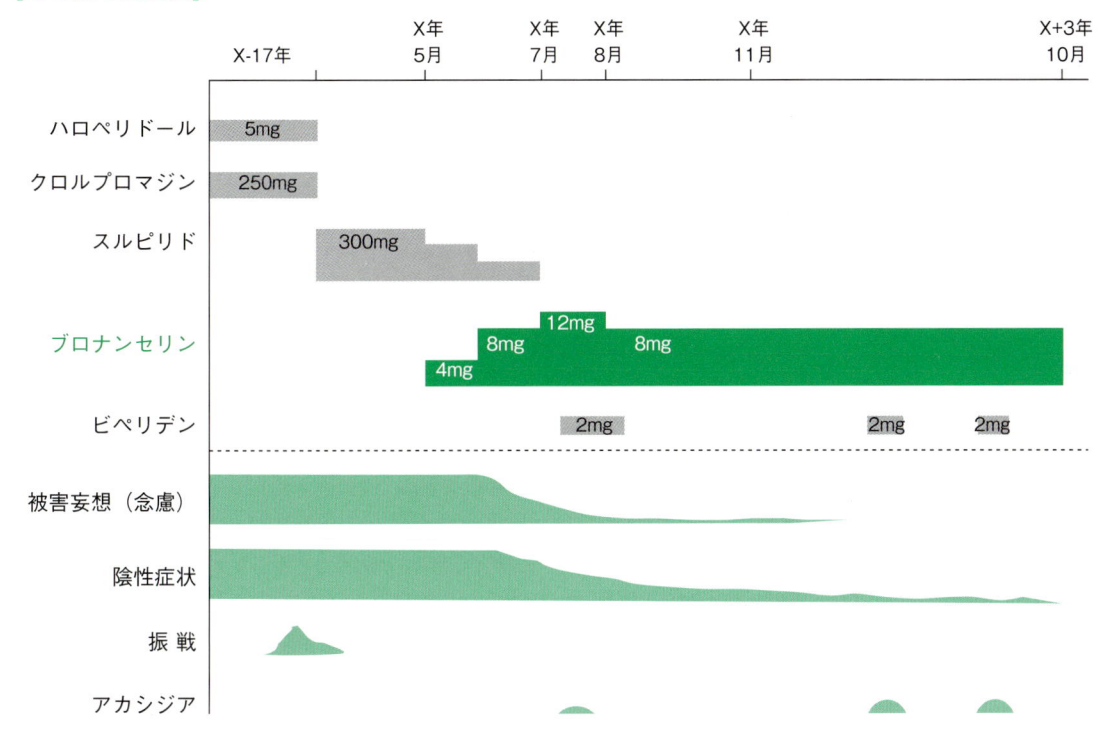

薬剤 / 症状	X-17年	X年5月	X年7月	X年8月	X年11月	X+3年10月
ハロペリドール	5mg					
クロルプロマジン	250mg					
スルピリド		300mg				
ブロナンセリン			4mg	8mg → 12mg	8mg	
ビペリデン				2mg	2mg	2mg
被害妄想（念慮）						
陰性症状						
振戦						
アカシジア						

　続性が高いことが求められる。

　今回の長期継続例においてブロナンセリンは統合失調症の幅広い精神症状全般にわたって十分な効果があることが実証されたばかりでなく，患者の服薬アドヒアランスについても良好な薬剤であることが証明された。そのことが慢性疾患である統合失調症の病相の進行にもっとも関係する「再発のリスク」を下げることに優れた薬剤であることにつながるものと思われる。

17. 定型抗精神病薬の多剤併用から ブロナンセリンへの単剤化が成功した症例

西本 雅彦，石垣 達也，小山 雄史，鈴木 雅弘，宿谷 哲史

財団法人聖マリアンナ会　東横恵愛病院

[症　例] 40歳, 男性。　[主　訴] 幻聴，被害妄想，空笑。
[既往歴] 特記事項なし。合併症なし。　[家族歴] 母親が精神疾患。
[生活歴・現病歴] 2人同胞の第1子。高校卒業後，職を転々とするが長続きしなかった。X−12年3月頃より幻聴が出現，同年7月に家族の単車を破壊するなど精神運動興奮を認め，精神科クリニックを受診したが服薬中断。X−11年3月，幻聴，被害妄想，空笑，精神運動興奮を認め，家庭内で暴れるため当院へ初回入院。ハロペリドール18mg，ブロムペリドール18mg，レボメプロマジン80mg，クロルプロマジン100mgにて治療するも病棟生活は無為，自閉的で幻聴も認められた。精神運動興奮は認めなくなるが幻聴は残存したまま，X−10年6月に退院。当院で通院治療を開始, デイケアに参加したが，職につかず無為, 自閉的な生活が続いた。X年5月頃から拒薬し始め，幻聴や被害妄想，空笑が活発となり，X年7月に当院へ再入院となる。
[治療経過] 長期間の多剤併用療法のため，入院を契機に単剤化を目的とし，ブロナンセリン24mg，レボメプロマジン55mgを開始。入院10日目には精神的に安定し外出も可能となったが，幻聴は持続した。副作用は口渇のみであった。入院1ヵ月目には「幻聴はかなり減った」と穏やかに話すようになった。この頃には開放病棟へ転棟し，外泊も問題なく経過した。入院1.5ヵ月目には「調子はとてもよい。入院する前にけっこうあった幻聴も今はほとんどありません。あっても忘れるくらいだから大したことはない。副作用もほとんど感じない」と述べた。入院4ヵ月目には幻聴は消失し，笑顔も増え，作業療法などへの参加も多くなった。入院5ヵ月目に食後のレボメプロマジン30mgを中止，就寝前のレボメプロマジン25mgとブロナンセリン24mgのみの投与とした。その後も症状悪化なく安定した状態が続き，入院5.5ヵ月目に退院となった。退院後2ヵ月経過時点，1人で安定した生活を送っている。さらに「入院前は多くの錠剤を飲むのが大変で，飲んでぼーっとして飲んだり飲まなかったりしていた。入院して薬が減り，声が聞こえることもなくなり，入院して本当によかった」と述べている。

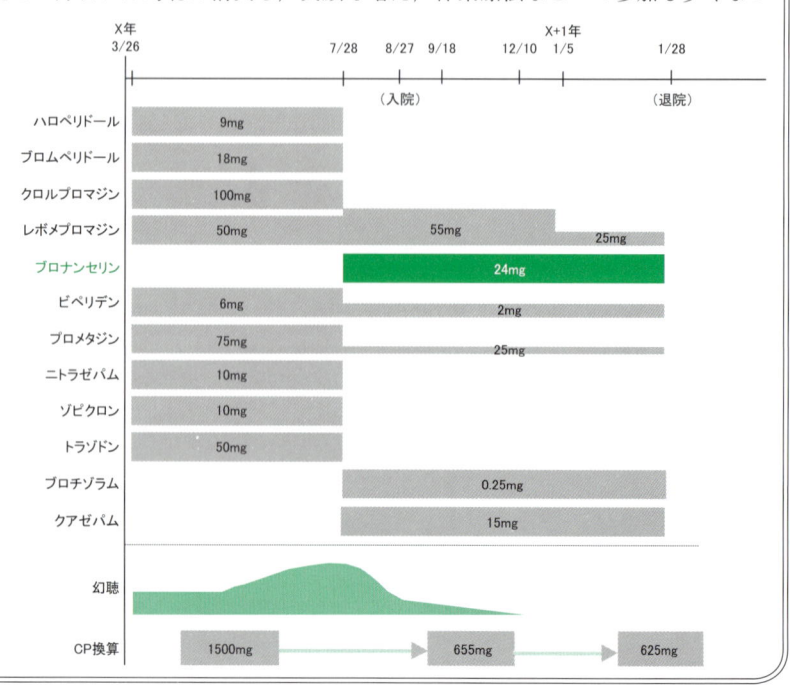

その後の経過

西本 雅彦, 石垣 達也, 小山 雄史, 鈴木 雅弘, 宿谷 哲史, 芥川 博史, 西本 佳世子

財団法人聖マリアンナ会　東横恵愛病院

退院後, 外来通院をしながら安定した生活を送っていたが, 退院6ヵ月目に再び拒薬し, 幻聴や「音楽家になる」などの誇大妄想が出現。そこで入院治療を勧めたところ同意されたため, 任意入院となった。

入院時の処方は外来処方と同じく, ブロナンセリン24mgと眠前にレボメプロマジン25mg, およびブロチゾラム0.25mg, クアゼパム15mgを投与した。

入院4日目には徐々に幻聴は改善し, 精神状態も安定した。入院2週目に不眠を認めたため, ゾテピン50mgを眠前に追加した。入院4週目には「幻聴は7割くらいになった。内容も悪いことは言わない」と述べ, 安定した生活を送っていた。入院8週目には「幻聴は半分くらい。全然楽です」と述べ, 自立した生活を送り安定しているため, 入院12週目に退院となった。

退院後, 2〜4週間に1回の外来通院を開始した。退院後2ヵ月目には幻聴はかなり改善し, 妄想発現も認められなかった。退院12ヵ月目には「幻聴は1日1回くらいで, 内容もいいことしか聞こえない」と述べた。徐々にブロナンセリン単剤化を開始し, 眠前のレボメプロマジン25mgを中止。退院13ヵ月目にゾテピン50mgを中止し, 抗精神病薬はブロナンセリン24mgのみとした。

退院2年後には掃除や接客業のアルバイトを始めたが, 問題なく行うことができた。現在, 退院後2年4ヵ月が経過するが, 症状の再燃もなく, 週3回のアルバイトも定期的に行い, 安定した生活を送っている。

考　察

今回の症例では, ブロナンセリンの幻覚に対する明らかな効果が認められた。本症例は途中で拒薬のため幻覚・妄想が再発して入院したが, 入院治療により速やかに症状の改善を認めた。これはブロナンセリンの効果発現の早さを裏づけるものと考えられた。

本症例は退院後2年以上経過しているが, 体重増加や錐体外路症状などの副作用は認められず, ブロナンセリンは長期使用に適した薬剤と考えられる。また, 本症例は退院後, 接客業のアルバイトを開始し, 継続して行うことができている。このことは, ブロナンセリンが認知機能に対する影響が少ないため, 本症例のQOLを高めた結果と考えられた。

今後も主剤をブロナンセリンとし, 症状悪化時に一時的に他剤を併用しながら, 徐々にブロナンセリン単剤化としてゆくことが, 本症例のQOL向上につながるものと期待される。その際にはブロナンセリンの長期服薬のメリットを十分に説明し, 服薬継続のために細やかな問診, 説明および観察が必要と考えられる。

【その後の経過図】　入院日をX，退院日をYとする。

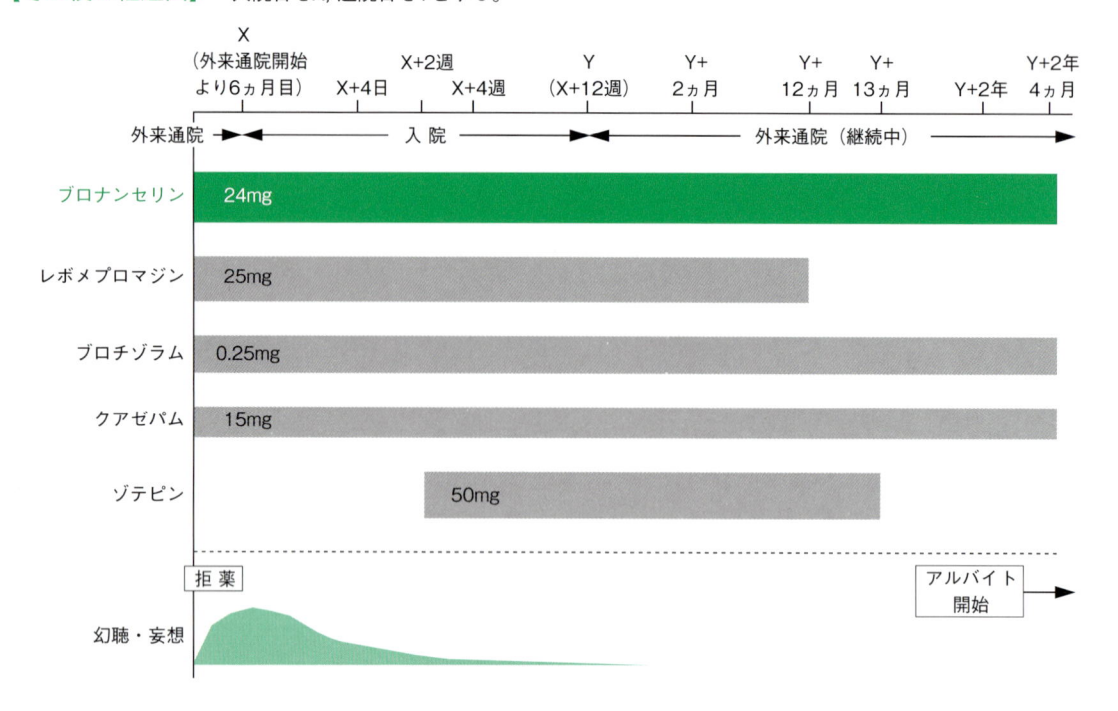

	X（外来通院開始より6ヵ月目）	X+4日	X+2週 X+4週	Y（X+12週）	Y+2ヵ月	Y+12ヵ月	Y+13ヵ月	Y+2年	Y+2年4ヵ月
	外来通院 →	←────	入院 ────→	←────	外来通院（継続中）				→
ブロナンセリン	24mg ──								
レボメプロマジン	25mg ────────────────────────								
ブロチゾラム	0.25mg ────────────────────────────────────								
クアゼパム	15mg ────────────────────────────────────								
ゾテピン			50mg ────────────						

拒薬

幻聴・妄想

アルバイト開始 →

18. ブロナンセリンにより単剤化を行うことができ, 幻聴が著明に改善した1症例

松山 明道

三重県立志摩病院精神科

[症 例] 41歳, 男性。 [主 訴] 幻聴, 独語。
[既往歴] 特記事項なし。合併症なし。 [家族歴] 特記事項なし。
[生活歴・現病歴] 2人同胞第2子。父は本人が生後6ヵ月時に蒸発し, 母はその後再婚した。高校卒業後, 大学受験のため大都市へ出て1人暮らしをしながら予備校へ通い始めた。半年後から「お前は社会経済の動向をコントロールしろ, お前ならできる。それが嫌ならお前はおもちゃになるしかない」という幻聴が聞こえてくるようになり, A病院に初回入院 (5年間)。退院後アパートで1人暮らしをしていたが, 服薬しなくなりB病院に入院 (2年半) した。その後はA病院とCクリニックのデイケアに参加しながら生活するも, 年に2回ほど入院する生活が7年ほど続いた。X年, 母が当院近くへ本人を転居させ, 当科へ転医。X年6月当科初診。初診時, 礼容は整っているが, うつむきがちでブツブツと独り言がみられた。話し掛けるとハッと我に返ったように顔を上げ, 丁寧に受け答えした。

[治療経過] 母は再婚相手と別の家で暮らし, 週に1回本人の家に来て食事の支度をして支えていた。デイケアや作業所は本人が望まず利用しなかったが, 保健師の訪問は利用。母の事情のためX+1年に2ヵ月, X+2年に10ヵ月当科病棟に入院し, 2回目入院時には院内の社会復帰支援グループに参加, 自治体が主催するデイケアにも見学参加した。2回目退院後は援護寮に入所, 月に1回自宅へ外泊し作業所に試験通所するようになった。その後母の再婚相手が他界, 母と同居することとなり, X+3年4月に退所。正式メンバーとして作業所通所を開始したが, 母や作業所のメンバーに対して関係念慮が高まり, 6月には通所を休止。援護寮へ月に1回ショートステイをして環境を変え, 作業所へは行けるときだけ行けばよいという枠組みで約3年経過した。日常生活は穏やかに過ごしていたが,「心に入ってくるような幻聴があります。気持ちを左右されます。(幻聴に) 引き取ってもらうために話をします」と幻聴は持続した。当時の処方は, ハロペリドール30mg, レボメプロマジン200mg, ゾテピン25mg, ペロスピロン12mg, ビペリデン3mg, トリヘキシフェニジル塩酸塩6mg。本人と話し合ったうえで, X+6年6月よりブロナンセリンを8mgから開始。2週後,「ちょっとよくなりました。今でも幻聴はあるんですが, 今までは自分と結びつけてしまって苦しかったんですが, 今はBGMみたいに感じられます。何か言ってるなー, というくらいです」と幻聴の軽減を認めた。4週後にブロナンセリンを16mgに増量。その後, 既存の定型抗精神病薬と抗パーキンソン薬を漸次削減し, 最終的にブロナンセリン16mgの単剤化に成功した。幻聴は完全に消退したわけではないが左右されてしまうことはほぼなくなり, 作業所へもほぼ毎日通所することができるようになってきた。以前の処方でみられていた昼間の眠気もほぼ消失した。表情は自然さが増し, しっかり顔を上げて話をすることができるようになってきた。「就職したい」との意欲も表明, 食堂のパートなどの仕事に応募した。現在まで採用には至っていないが気落ちすることなく職探しを続けている。

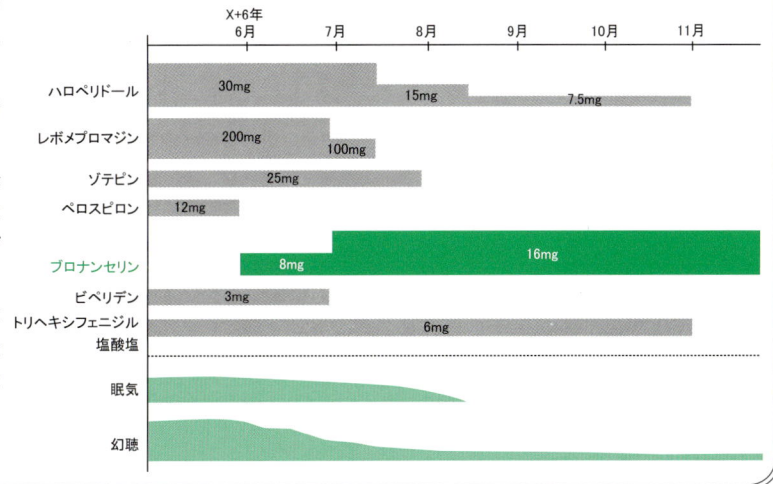

その後の経過

松山　明道

三重県立志摩病院精神科

　X+6年にブロナンセリン16mg単剤投与に変更後，現在まで3年間処方変更なく外来で診療している。精神症状としては幻聴が軽度続いているのみである。その幻聴も本人の言を借りると，「幻聴は時々ごそごそと聞こえますが，何を言っているのかわかりません。なんか言うてるわー，みたいな感じです。前の薬の頃は自分のことを言っているんじゃないかと不安になりましたが，今の薬では気になりません」と語り，その程度は減じ，内容も本人にとって敵対的なものではなくなっている。

　就労継続支援B型の作業所へ通所し，ほとんど皆勤を続けている。X+8年にはピアサポーターの講習を受講し，修了証を受けた。就労意欲が次第に高まり，就職に備えて原動機付自転車の免許を取りたいとの相談が主治医にあった。当地では公共交通機関が貧弱であり，就労するためには確かに運転免許が必要であり，精神状態もずっと安定しているため主治医として認めた。筆記試験に2点差で落ちたが再度勉強し，X+9年5月に2回目の挑戦で合格し，外来受診時にうれしそうに免許証を見せてくれた。就職に向けて障害者就労・支援センター，市の臨時職員候補，一般の派遣事業者へ登録したり，障害者対象の集団面接会に参加して仕事を探しているが，厳しい雇用情勢も相まって未だ就労は実現していない。

　家庭では70歳を過ぎた母と2人暮らしをしており，風呂の掃除，食事の後片付け，犬の世話などの家事を分担してこなして，安定した生活を続けている。

考　察

　主剤をブロナンセリンにしたことにより長年悩まされてきた幻聴が大幅に軽減し，本人も症状に影響されることなく自分らしい生活を送れるようになっている。また多剤併用によって過度の鎮静がかかっていたものが単剤化によって取れ，社会に参画して生活していきたいという積極的な面がみられるようになってきている。

　本人にとってよい変化が実感でき，かつ副作用も出ていない薬であるため，服薬アドヒアランスは非常に高い。ブロナンセリンはいたずらに鎮静をかけることなく病的体験を改善するポテンシャルを持っている薬剤であり，長期に使用を続けるには適していると考えられる。

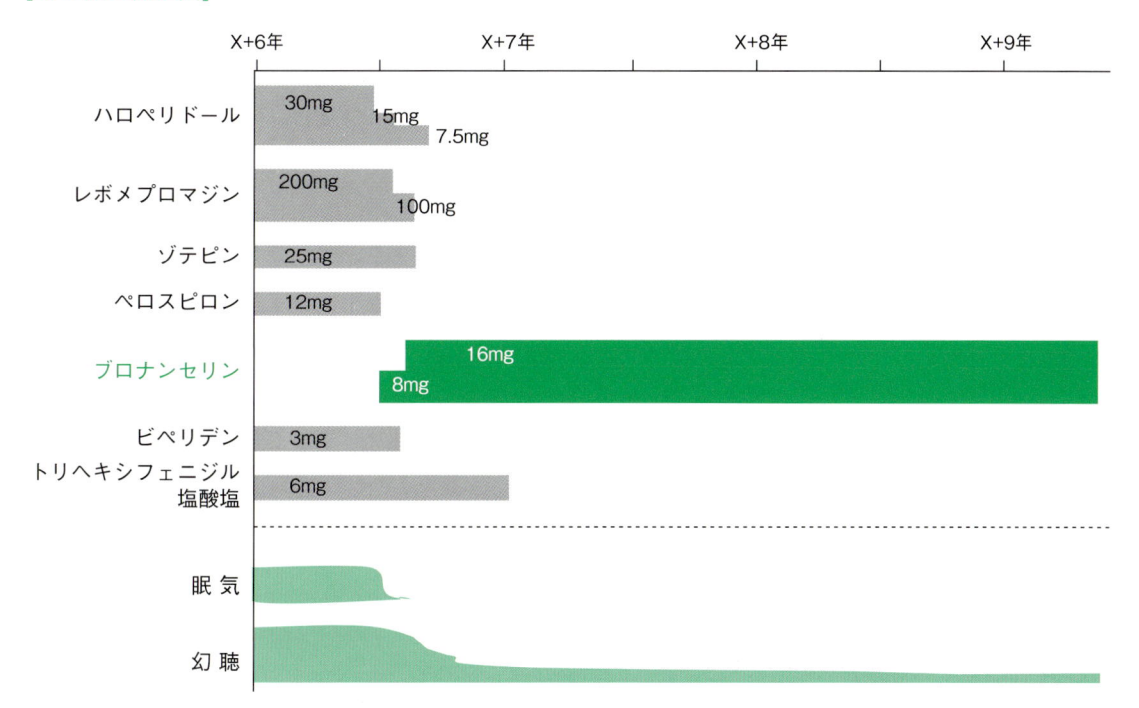

【その後の経過図】

薬剤	X+6年	X+7年	X+8年	X+9年
ハロペリドール	30mg → 15mg → 7.5mg			
レボメプロマジン	200mg → 100mg			
ゾテピン	25mg			
ペロスピロン	12mg			
ブロナンセリン		16mg → 8mg		
ビペリデン	3mg			
トリヘキシフェニジル塩酸塩	6mg			

眠気

幻聴

19. ハロペリドールからブロナンセリンへの切り替えにより，精神症状と副作用が改善した1例

田中 耕平[*]，根本 清貴[**]，池田 八郎[*]

[*]医療法人社団八峰会　池田病院　[**]筑波大学医学医療系臨床医学域精神医学

[症　例] 62歳，女性。　[主　訴] 幻聴。
[既往歴] 高血圧症，右卵巣のう腫。　[家族歴] 長姉が10代で自殺している。
[生活歴・現病歴] 同胞5人中末子。本人3歳時に母が病死，兄に育てられたという。元来，内気，無口な性格であった。X-18年4月，中学校卒業と同時に上京し，大手電機メーカーに就職した。同年11月頃（16歳）より「皆が自分の悪口を言う」「交際相手の男性が悪い女たちに狙われている」などと言うようになり，不眠も呈するようになったため，X-17年9月にA病院に入院。数回の入退院をくり返した後，紹介されてX年9月に当院に転入院となり，長期入院を継続していた。

[治療経過] ハロペリドール内服により病的体験はほとんど認められなくなっていたものの，病棟から外出すると「病棟のナースステーションから声が聞こえてくる」という訴えは続いており，両親がすでに逝去していること，外出時に限って幻聴が認められていたことから，本人自ら入院継続を希望しているような状態が続いていた。やや表面的で，深みに欠ける思考などはみられていたものの，病棟内での適応はよく，入院環境下においては大きな問題なく過ごすことができていた。しかし，数十年にわたって十分量のハロペリドールを内服しているにもかかわらず，「外出のときにナースステーションから声が聞こえてくる」と状況依存性の幻聴が残存し，また「朝，起きたときに眠気が残ることがある」と，おそらく抗精神病薬の影響によると推察される朝方の眠気が認められていた。このため，X+25年に，ハロペリドールに近く，鎮静作用の少ないブロナンセリンへの切り替えが行われた。ハロペリドール15mg/日であったことから，ブロナンセリンは等価換算で24mg/日が妥当と考えられ，漸増漸減により4週間かけてハロペリドールをブロナンセリンに置き換えた。ブロナンセリン開始後2週間で「眠気が減りました」と話すようになり，ブロナンセリンに完全置換後は「朝の眠気はすっかりなくなりました。ブロナンセリンは今までの薬よりもずっと私に合っています」と言い，実際に病棟内での活動性も増加した。さらに，「外出のときにナースステーションから声が聞こえてくるのがなくなりました。これだったら病院にいる必要はもうないですね」と話すようにもなった。なお，切り替えから約2ヵ月後，それまでときに認められた振戦が減少していることに気づかれた。ビペリデンを2mg/日に減量後も，錐体外路症状の増悪を認めず，さらにビペリデンを減量していく予定である。

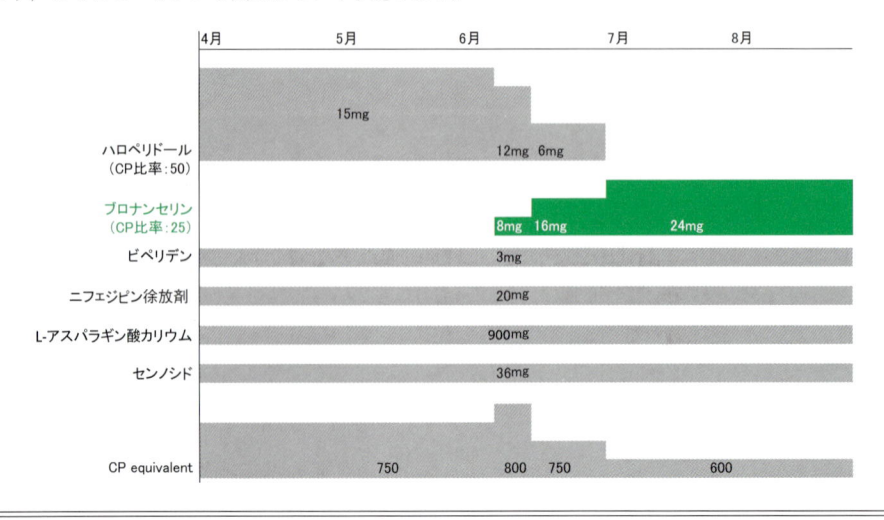

その後の経過

田中 耕平[*], 根本 清貴[**], 池田 八郎[*]

[*] 医療法人社団八峰会 池田病院　[**] 筑波大学医学医療系臨床医学域精神医学

　X+25年7月にブロナンセリンに完全置換後，本人の評価もよく，「ナースステーションからの声も聞こえなくなりました」「行動しやすくなりました」「ブロナンセリンにかわってから体の調子もよい」と，外出時の幻聴もみられなくなり，日中の眠気やだるさが消失したことによると思われる日中の活動性上昇がみられるようになった。院内の作業にも積極的に参加し，ときに疲労感の訴えはあったものの，病的体験の再燃もみられなかったため，ブロナンセリンは16mg/日まで減量され，維持されていた。それとともに，それまで時に認められていた振戦もみられなくなっていたことから，ビペリデンも徐々に減量されていた。

　X+27年4月に筆者(田中)が主治医となった。この頃，「たまに眠りが悪いときがあるんですけど，ブロナンセリンが合ってるんです」と笑顔で語り，薬剤の切り替えを行った以前の主治医に対して感謝の言葉を述べることもあった。また，「薬がかわってから，いろいろと愁訴できるようになったんです」と言い，ハロペリドール内服時に比べて薬剤による鎮静が和らいでいること，認知機能の改善などがうかがえた。院内での作業への参加，自身の衣類の洗濯や，身の回りの整理整頓など，日常生活上の行動も支障なくこなすことができていた。社会資源を活用したうえで，病院外での生活も可能な状態と思われたが，すでに両親が逝去していて引き取り手のないことや，長期に支持的環境である入院生活を送っていたことから病院外での生活への不安が強く，本人の強い希望の下，入院生活を継続していた。ときに「薬が違うのに取り替えられちゃってるのかと思って」と内服薬への不信感を冗談交じりに訴えるようなことがあったが，散発的なもので，服薬の拒否などはみられなかった。

　X+28年6月にビペリデンを中止した。その後も振戦などの錐体外路系副作用の発現はなく，「薬が減って，気分的にも楽になりました」と本人は語っていた。同年9月には，それまで1回/年の頻度で外泊に連れて行ってくれていた姉が亡くなるというライフイベントがあったが，症状の動揺もなく経過できていた。

　同年10月，院内の作業や日常の活動は支障なくこなしていたものの，急に多弁，多訴となり，「誰かに物を盗られているみたい」「薬を取り替えられちゃってるんじゃないか」などといった被害妄想を切羽詰まった様子で訴えるようになった。「性欲が起こるような感じ」「私はバージン主義者なんです」など脱抑制的な言動も認めるようになり，さらに「悪性人格改善薬なんてのがあるんです」と，会話のまとまりも欠くようになった。ブロナンセリンを20mg/日に増量したが，他患とのトラブルこそないものの，多弁さ，脱抑制的言動は続き，夜間不眠や口渇を訴えての多飲水傾向なども認められるようになった。被害妄想や多弁でまとまりのない言動が依然としてみられる一方，ブロナンセリン増量のためか口渇といった副作用も生じており，今後，慎重に経過をみつつ，薬剤調整を行っていく予定である。

考　察

　ブロナンセリンはドパミンD_2受容体およびセロトニン$5-HT_{2A}$受容体遮断作用を持つが，抗ドパミンD_2作用が抗セロトニン$5-HT_{2A}$作用を上

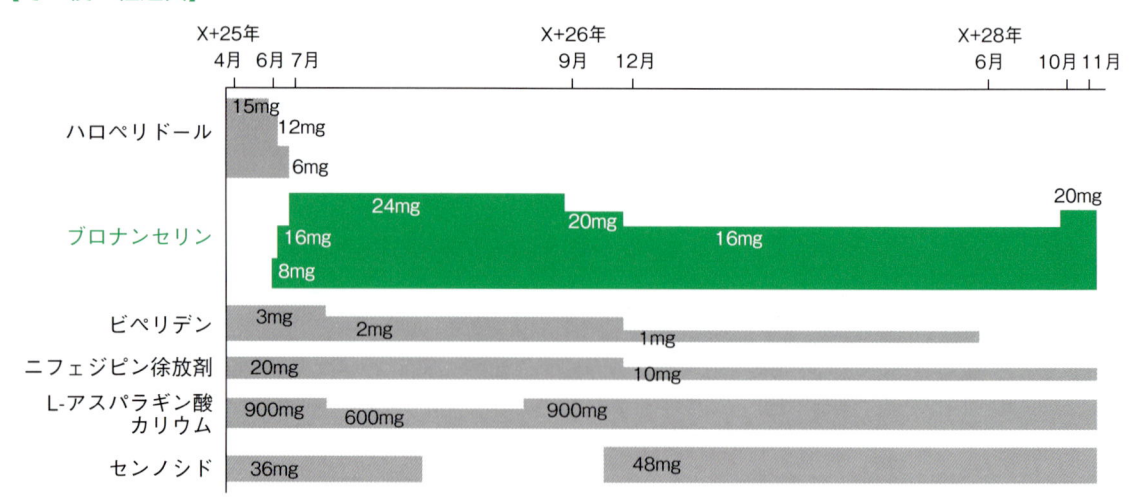

【その後の経過図】

薬剤	X+25年 4月～6月	6月～7月	7月～	X+26年 9月	9月～12月	12月～	X+28年 6月	6月～10月	10月～11月
ハロペリドール	15mg	12mg	6mg						
ブロナンセリン		8mg→16mg	24mg	24mg	20mg	16mg	16mg	16mg	20mg
ビペリデン	3mg	2mg	2mg	2mg	1mg	1mg			
ニフェジピン徐放剤	20mg	20mg	20mg	20mg	10mg	10mg	10mg	10mg	10mg
L-アスパラギン酸カリウム	900mg	600mg	600mg	900mg	900mg				
センノシド	36mg	36mg		48mg	48mg	48mg	48mg	48mg	48mg

回るという特徴を持つ。さらに，強力な抗ドパミン D_2 作用に比べ，抗アドレナリン α_1 作用，抗セロトニン $5-HT_{2c}$ 作用，抗ヒスタミン H_1 作用，抗ムスカリン性アセチルコリン M_1 作用が低いという薬剤プロフィールも持つ。

このことから，ブロナンセリンは統合失調症の広範な精神症状を改善するとともに，過鎮静や錐体外路症状，血圧低下，眠気，代謝系への影響などの副作用が少ないことが期待される。

本症例でも，ハロペリドールからブロナンセリンへの置換によって，それまで残存していた幻聴が消失し，さらに眠気など日中の活動を妨げる要因となる副作用も軽減した。また患者自身が，「(薬剤切り替え後は)いろいろと愁訴できるようになった」と言い，認知機能面での改善が期待できることも示唆された。さらに，ビペリデンを漸減中止としたが，明らかな錐体外路系副作用の出現も認めず，内服薬の減量が可能となった。

上記のように，ブロナンセリンに切り替えることで，総じて患者自身の日中の活動性は上昇し，約2年にわたってこの状態を維持できたことは，薬剤を切り替えたことによるメリットと言える。

陽性症状への効果や，副作用の少なさなどからブロナンセリンは積極的な使用に耐える薬剤であると考えられ，他剤で副作用のためにQOLを損ねている患者にとっては，特に価値のある薬剤と考える。しかしながら本症例においては，切り替え後2年4ヵ月が経過した時点で，被害妄想，多弁でまとまりない言動などがみられるようになっており，症状の再燃がうかがわれる病状となっている。

これまでの臨床試験では長期投与での安全性，有効性の維持が示唆されてはいるが，本症例においてはこのように症状の再燃がうかがわれ，またブロナンセリンの増量に伴って口渇といった副作用が目立ってきていることなどから，今後，ブロナンセリンの用量調整で有効性の維持ができるかどうかが課題となってくるものと考える。また，症状増悪の1ヵ月前には実姉が亡くなるというライフイベントがあり，この影響による一過性の増悪かどうかも含めて，注意深く経過を観察していく予定である。

20. ブロナンセリンへの置換により反響言語の減少と服薬アドヒアランスの向上が得られ，社会復帰を遂げた1例

喜多村 祐里，武田 雅俊

大阪大学医学部附属病院神経科精神科

[症　例] 23歳，女性。　[主　訴] 幻聴，反響言語，注察感。
[既往歴] 特記事項なし。合併症なし。　[家族歴] 特記事項なし。
[生活歴・現病歴] 3人同胞第2子。X－10年（中学2年）頃，反響言語により本が読みにくい，悪口が聞こえる，ピアノを弾く時に他人の声が聞こえるなどの症状が出現。X－9年，暗算が難しいと感じるようになり，徐々に成績低下。夜間徘徊して近所のインターホンを鳴らし，路上に土下座して謝るなどの異常行動もみられた。この頃より，自室に一人でいても「誰かに見られている感じがして落ち着かない」と訴えるようになり，一時的な転居も試みたが改善せず。X－8年7月，A総合病院精神科を受診し統合失調症と診断された。ハロペリドール1.0mg/日，ビペリデン1.0mg/日で加療されるも自覚症状に改善なく，X－6年にB精神科医院へ転院。ハロペリドール1.5mg/日へ増量したが，幻聴や反響言語に変化なし。短大入学の翌年（X－3年）頃から再び幻聴が増悪，倦怠感や不安感も強まったため自己判断で多量服薬や服薬中断し，振戦，嘔吐などの副作用が出現，拒薬傾向となった。次第に自宅へ引きこもるようになり，X－2年に休学。X－1年，拒薬が続くため両親が本人に内緒でB精神科医院から処方されたハロペリドール水溶液1mg/日を服薬させたが，短大は退学した。リスペリドン1mL内用液の投与も試みたが，異常行動が出現したため中止した。X年7月，本人と母親の希望でB精神科医院からの紹介状を持参し当院を受診。「その場にいるはずのない他人の話し声が聞こえる」「文字の音韻が残って本が読めない（以前はそうではなかった）」「だるくて疲れやすい」「イライラして切れやすい」「時々理由もなく気が沈む」などと訴え，強固に拒薬した。明らかな妄想や陰性症状，睡眠障害，思考障害，情緒障害は認めず，病識はほぼ正常と考えられたが，診断および治療法について不信感を有していた。
[治療経過] 母親は確定診断のための精査を，本人は薬物療法以外での治療優先を希望した。そこで，統合失調症の病態や非定型抗精神病薬の一般的な薬理作用，薬物療法の有効性について理解されるまで説明した。長年持続している幻聴（反響言語）を標的としてブロナンセリンを選択し，患者の不安を軽減するよう配慮して説明を行った。初診時より4mg/日分2でブロナンセリン投与開始。14日後，8mgへ増量。投与開始後約1ヵ月で拒薬傾向が消失。16mgに増量して1ヵ月後，「少し神経が落ち着いてきた」と感想を述べた。20mgに増量して14日後，「本が読みやすくなった気がする」と反響言語に対する効果を認めた。その後，20mgを維持し約3ヵ月経過した頃，再び漠然とした将来不安や感情失禁があるとのことで軽度の拒薬的訴えも出現。専門学校進学を控え，勉強していても集中できない，意欲が湧かないことなどに不満を募らせてしまうとも述べた。そこで24mgへ増量し，14日後，反響言語はあるものの焦燥感や拒薬感はなくなり，代わりに充実感を感じると述べた。実際，週4日間，8時間程度のアルバイトを始めていた。他覚的にも表情は明るく，穏やかで，満足気に見えた。X＋1年2月（24mgに増量して70日後），「読書は15分間程度なら集中してできるようになった」「幻聴は時々聞こえる」「自室で安心して過ごせるようになった（以前は漠然とした注察感があった）」と述べ，幻聴とくに反響言語の明らかな減少と漠然とした注察感の消失を認めた。

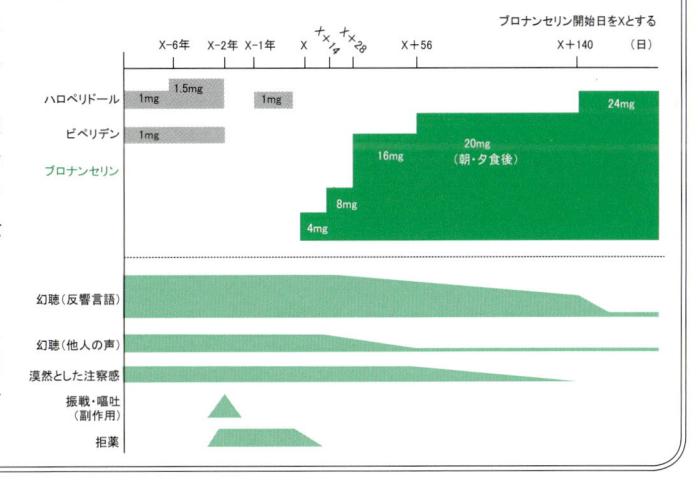

その後の経過

喜多村 祐里, 武田 雅俊

大阪大学医学部附属病院神経科精神科

　X＋1年8月, ブロナンセリン24mg/日に増量後約460日経過時, 1日8時間のアルバイトを週4日の割合で継続できており, 社会生活上の改善および安定は得られているものの, 頭の中でくり返される反響言語や誹謗中傷するような他人の声（幻聴）は残存していた. 本人の希望もあり, リスペリドン0.5mgの眠前投与を追加することとした. 同年9月末, 反響言語および幻聴の軽度減少を認めた. しかし, 日中から夕方にかけて不穏状態となることからエチゾラム0.5mgの頓用を追加して経過観察とした. 同年11月末, 頓用薬服用による効果が実感できるものの, 幻聴による就寝時の不安・焦燥感などは耐えがたいとのことから, リスペリドンを1mgへ増量し, 同時に, ブロチゾラム0.25mg眠前投与を開始した.

　X＋2年1月, 兄妹らの帰省先となる患者宅では, 年末から賑やかな毎日が続いた. この頃より徐々に気分の変調が出現し, 「このままでは自立できない」「経済的に自立しないと生きて行けない」といった将来への不安, 焦燥感に加え, 自責の念に悩まされることが多くなった. クエチアピンの追加を試みたが吐気とめまいがあり, 服薬継続できなかった. 同年3月15日, 「福祉の仕事をしたいので, 資格取得のための勉強を始める」との理由でアルバイトを辞め, 福祉関係の通信制専門学校への入学を決めた. 4月になると, 被害妄想が顕著となり, 過去のいじめに遭った記憶が頻繁に思い出されて情緒不安に陥ることが多くなった. 時間帯では, 入浴中に情緒不安定となることがしばしばであった. 他覚的にも独語が増え始めたと家族からの談があった. 5月末, 不眠症状が著しく, 夜間には希死念慮が出現し始めため, 適宜, フルニトラゼパム1mgの眠前服用を指示した. その後, 睡眠障害および希死念慮は改善したものの, 突然, イライラして自分を叩いたり, 意味不明の暴言を吐くといった気分変調症状が続いた.

　8月になり, さらに幻聴, 被害妄想が顕著となり, 独語も頻繁に出現するようになった. 外出時, 頓用薬のエチゾラムを携帯して服用するもイライラを抑えきれず, 公共の待合場所などでは, 見知らぬ人に突然, 飲み残しの飲料水をかけてしまうといった衝動的行為も出現した. このため, 8月16日, リスペリドンを2mg/日に増量し, ビペリデン1mg投与を開始した. 2週間後の8月30日, 幻聴および独語の消失とともに, 衝動性やイライラ感もなくなった. 日中, 身体が重たい感じがするとの訴えがあり, ビペリデンを中止した. その後の経過は順調で, 自宅にパソコンを購入してインターネットを始めたり, 家事の手伝いを積極的に行うなど, 意欲の回復も認めた. 10月に入り, 「気分のよいときが増えた」とのことから, 簡単なアルバイトもできるようになった.

　X＋3年6月, 再び情緒不安が増大し, 「過去の悪い記憶」や陰性感情の高まりから, 激しく流涙したり, 興奮して自傷行為に及んだりするようになった. 再び幻聴も顕著となったため, リスペリドンの増量（2mgから3mgへ）に加えてトリヘキシフェニジル2mg/日とし, ブロナンセリンは16mgに減量した. 7月25日, 気分変調の波を自覚することによってさらに不安・焦燥感を募らせることが多いとの訴えに対し, クロキサゾラム2mg/日（分2）, およびクロナゼパム0.5mg/日（眠前）の投与を開始した. 8月22日, 父親同

【その後の経過図】

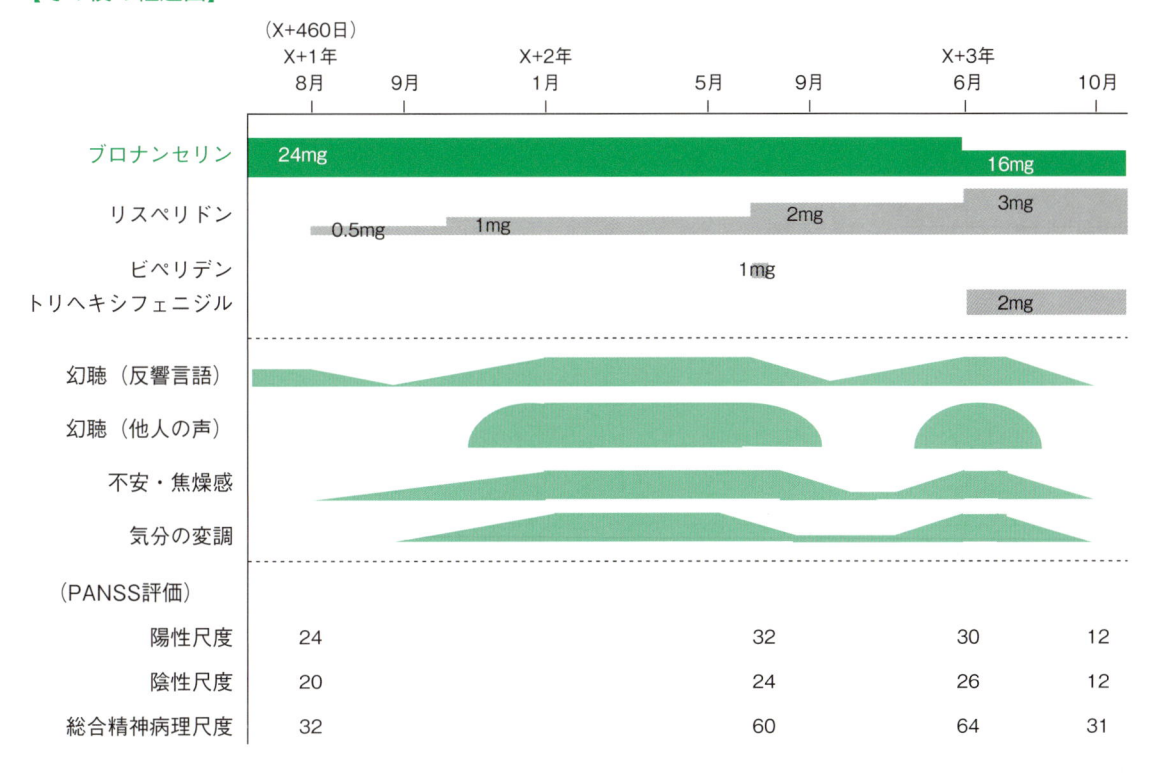

	X+1年 (X+460日) 8月	9月	X+2年 1月	5月	9月	X+3年 6月	10月
ブロナンセリン	24mg					16mg	
リスペリドン		0.5mg	1mg		2mg	3mg	
ビペリデン				1mg			
トリヘキシフェニジル						2mg	
幻聴（反響言語）							
幻聴（他人の声）							
不安・焦燥感							
気分の変調							
(PANSS評価)							
陽性尺度	24			32		30	12
陰性尺度	20			24		26	12
総合精神病理尺度	32			60		64	31

伴にて受診。幻聴は消失したが，思考力および意欲の低下が著しく，常同行為や保続傾向が認められた。入浴回数も減ってきているとのことであった。処方薬の変更はせず，そのままの処方を継続してしばらく様子をみることにした。10月24日，徐々に安定感がみられ，表情も穏やかとなり，思考力・意欲ともに回復を認め，クロナゼパムは自己中止していた。その後も順調に回復を続け，服薬下においては自覚的にも他覚的にも精神症状はほぼ消失した。社会復帰への意欲を取り戻し，同年11月1日付でA市内の某高級ホテルで客室清掃員としての採用が決まり，週に5日間の仕事に就くことができた。

考 察

本症例は，ブロナンセリンによって服薬アドヒアランスの向上が得られた症例である。発症はX−10年頃と推定され，向精神薬服用による振戦，嘔吐などの副作用，および急性期における症状増悪の結果，拒薬傾向が顕著となった。約3年間にわたり母親が本人に内緒でハロペリドール水溶液を適宜，食事に混ぜるなどして服用させてきたが，用量的には不十分であったと思われる。また，当科初診時には，すでに二度の急性増悪を経験しており，幻聴を主とする陽性症状のほか，抑うつ気分や思考障害，認知機能低下などの陰性症状を認めた（図参照）。ところが陰性症状についての病識はほとんどなかったため，良好なアドヒアランスを得るためには陽性症状改善に奏効する薬剤の選択が必須と考えられた。そこで，ブロナンセリンの作用機序についてわかりやすく説明をして，本人の納得の下に投与を開始し，用量依存性にほぼ期待通りの効果が得られたため，服薬アドヒアランスの向上に繋げることができたものと考えられる。

その後の経過では，抗不安薬であるエチゾラムを併用しながら，ブロナンセリンの規定最大用量の24mgで，約460日間は維持可能であった。し

かし，残存する軽度の陽性症状に加え，しばしば生じる気分の変調や情緒不安に続き，再び独語，被害妄想，希死念慮などが出現した。

　ブロナンセリンの薬理特性によれば，この時点ですでにブロナンセリンによるドパミン受容体結合率は飽和状態に限りなく近づいていたと考えられる。一方，ブロナンセリンと同様に高いドパミン受容体結合特異性を有するリスペリドンを追加して，幻聴が消失し，同時に陰性症状の改善も得られたという結果からは，両者の結合親和性に違いがあるか，あるいはリスペリドンに比べ，より高い結合特異性を有するがために，他の受容体を介する症状緩和作用については，リスペリドンに比べて弱いことが明らかである。このことから統合失調症定型例にみられる経過および精神症状出現の頻度を鑑みるに，ブロナンセリン単剤投与での治療継続については，基本的に無理があるようにも思われる。しかし，本症例のように低用量の抗精神病薬併用によって，再燃による急性増悪を抑制し，再び社会復帰への意欲を取り戻すことができた例も少なくはないと思われる。言うまでもなく精神科治療においては，服薬アドヒアランスの問題は重要である。ブロナンセリンは特異性の高い作用機序を有しており，陽性症状に対してはある程度，用量依存的に効果を発揮する薬剤であることから，患者の同意を得やすい点が利点であると考えられる。

　今後，さらに多くの症例についての治療経過を評価し，ブロナンセリンの利点を上手く活用できる投与方法を見い出すことも重要であると思われる。

文　献

1) 工藤　喬：抗精神病薬の神経選択性について．脳21，12（2）：43-47, 2009.

21. ブロナンセリンにより，逆行性射精が回復し，精神症状の回復も維持された1例

来住 由樹，竹中 央

岡山県精神科医療センター

[症　例] 20歳台，男性。　[主　訴] 関係妄想，幻聴。
[既往歴] 特記事項なし。合併症なし。　[家族歴] 特記事項なし。
[生活歴・現病歴] 大学1年（20歳）時に発病し精神科初診。「集団でストーカーされる」「近隣から嫌がらせを受ける」などの幻覚妄想状態があった。治療導入はスムーズながら病識を獲得しがたく，アドヒアランスが維持されず再燃をくり返し，7年間かけて大学卒業。就労せず，自宅で閉居がちの生活を送る。数ヵ所の病院や診療所に通院しており，リスペリドンを主剤として症状は軽快するものの，体重増加，呂律のまわりにくさ，手の震えなどを訴え，減薬や処方変更を希望し，そのたびに異常体験が再燃していた。アリピプラゾールの追加処方を受け，異常体験が悪化したため発病8年後，当院を初診。当時の処方はリスペリドン4mg，アリピプラゾール12mg/日であった。
[治療経過] X-2年頃からアリピプラゾールを主剤に治療を行い，24mg/日で維持したが，被害的な内容の幻聴と被害関係妄想を中心とした異常体験が持続し，再度リスペリドン6mg/日に変更した。その後異常体験はほぼ消退し，デイケア利用を行い，生活能力も向上し，安定した生活となった。しかし徐々に，「頭がボーッとする」「字が書きにくい」「射精しない」「体重が増える」などの訴えが目立ちはじめ，本人は日常生活を苦痛に感じ，リスペリドンを自己調整し減薬した。その後，当院に対する関係妄想が生じ，X-7月に転医。しかし病状は回復せず，5ヵ月後に当院を再度受診。当時の処方薬はリスペリドン6mg，アリピプラゾール24mg/日であった。幻聴と被害関係妄想とが活発であり，アリピプラゾールを漸減・中止するとともに，主剤をリスペリドン6mg/日とした。服薬が安定すると異常体験は減少し情動も安定していったが，体重増加と「射精感はあるが精液が出ない」との訴えが強く，射精障害（逆行性射精）の改善を強く求められた。X月，主剤変更目的でブロナンセリン8mg，リスペリドン4mg/日とした。当時の血中プロラクチン濃度は，63.8ng/mL（正常値4.3～13.7）と高値であった。X+1月，ブロナンセリン16mg，リスペリドン2mg/日に変更。この頃より，射精障害，体重増加および過鎮静は消退し，幻覚妄想などの主症状も目立たなくなった。X+2月，単剤化を目標にブロナンセリン24mg/日のみとしたが，副作用の消失，精神症状改善とともに薬剤を自己調整し減薬するようになり，精神症状の悪化がみられた。現在，服薬継続へ努力をしつつ経過観察中である。

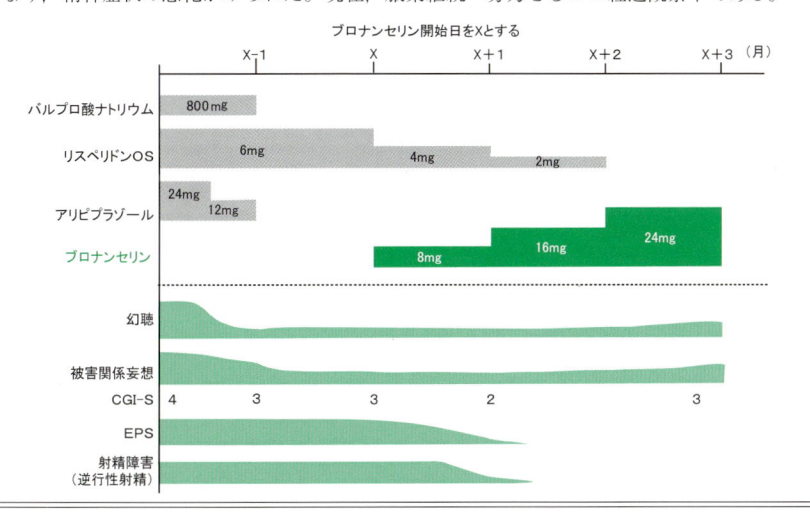

その後の経過

竹中　央，来住　由樹

岡山県精神科医療センター

　X+4月，不眠を訴えたためリスペリドンOS 1mg/日を併用したが，X+6月，「手が震える」との訴えがあったため，ブロナンセリンを20mg/日に減量した．症状は安定していたが，再び薬剤を自己調整し減薬，幻覚妄想状態が悪化したため入院．リスペリドンOSを中止し，オランザピン20mg/日を併用した．その後，「頭がボーっとする」との訴えがありオランザピンを中止し，ブロナンセリンを漸減していき，X+7月，ブロナンセリン8mg/日単剤で退院．しかし，X+8月，自己断薬し，幻覚妄想状態の悪化により入院し，オランザピン20mg/日とした．X+9月，「頭がボーッとする」「体重が増える」との訴えがあったため，本人よりブロナンセリンの処方希望があり，ブロナンセリン12mg/日，オランザピン10mg/日とし，X+10月，退院となった．

　その後，オランザピンを主剤として治療を行ってきたが，体重増加や過鎮静による自己断薬により，入退院をくり返し，X+20月，入院時に断薬防止を目的に，リスペリドン持効性注射剤（RLAI）25mgを1回投与，リスペリドンOS 6mg/日とした．その後，RLAIを漸増，リスペリドンOSを漸減し，X+22月，RLAI 50mgを1回投与し，リスペリドンOS 2mg/日とした．X+23月，本人がデポ剤での治療を嫌がったため，RLAIを中止し，リスペリドンOS 2mg/日単剤とした．その後，リスペリドンOSを漸増し，X+24月，リスペリドンOS 4mg/日で退院した．しかし，その後も断薬による入退院が続き，患者との関係構築，通院させることを重視し，極力患者の希望する薬剤での治療を試みた．

　X+30月，リスペリドンOS 12mg/日で治療していたが，過鎮静と射精障害を訴え，本人の希望でブロナンセリンへの切り替えを開始した．X+34月，ブロナンセリン24mg/日単剤とし過鎮静と射精障害は改善，症状も軽快し退院したが，再び断薬し入院．3日後，同処方で退院した．その後，一時通院しなくなったが，X+36月，断薬により幻覚妄想が悪化し入院．リスペリドンOS 6mg/日としたが，本人がブロナンセリンでの治療を強く希望したため，X+37月，ブロナンセリン24mg/日，リスペリドンOS 3mg/日とし，X+38月，RLAI 50mgを1回併用，リスペリドンOS 6mg/日とした．その後，ブロナンセリンを漸減し，X+40月，RLAI 50mgを1回投与，リスペリドンOS 6mg/日とした．現在も，患者との関係構築を優先し，服薬継続へ努力をしつつ経過観察中である．

考　察

　本症例は，ブロナンセリン投与により逆行性射精が回復した症例だが，病識を獲得しがたく，射精障害，過鎮静といった副作用や，幻覚妄想状態の一時的な改善で，薬剤を自己調整し減薬・断薬による入退院をくり返し，非常に治療に苦慮している症例である．

　治療方針としては，SDM（shared decision making：意思決定の共有）を念頭に置き，まず，通院・服用を継続してもらうために患者との関係構築を優先し，心理教育の導入や可能な限り本人の希望する薬剤での治療を行った．服用を継続している間は，幻覚妄想状態，被害関係妄想といった症状は安定しており，断薬防止を目的としたRLAIの治療において症状が一番安定

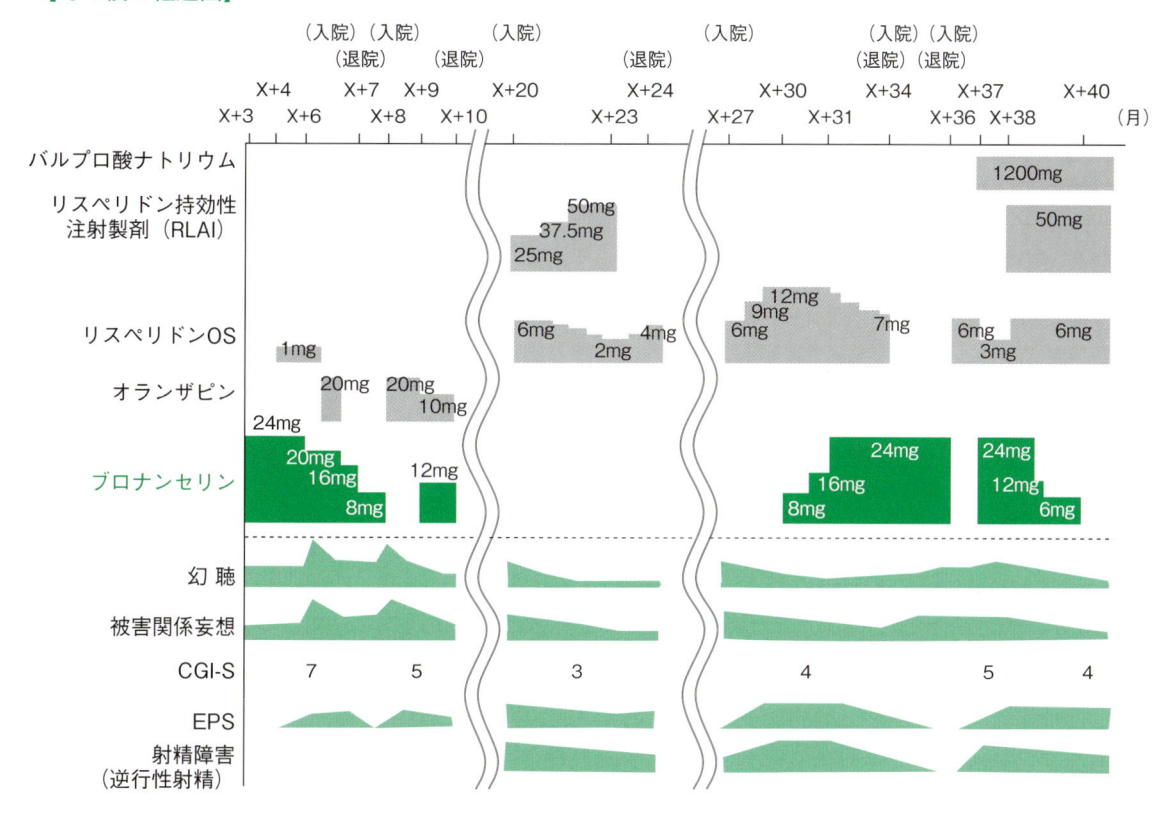

【その後の経過図】

していた。しかし，「頭がボーッとする」「射精しない」「体重が増える」といった訴えが多く，患者自身が治療を嫌がるケースが多かった。特に，「射精感はあるが，精液が出ない（量が少ない）」など，射精障害を強く訴えた。性機能障害に関しては，患者本人，特に男性患者で訴えてくるケースは多くはないが，男女を問わず服薬アドヒアランスに強い影響を与え，代謝異常や錐体外路症状（EPS）とともに留意が必要な副作用のひとつであると考える。

ブロナンセリンは非鎮静系に分類される薬剤で，飲み心地がよいことは広く知られてきている。鎮静系のリスペリドン，オランザピンで治療中に，患者本人がブロナンセリンへの切り替えを希望することが多く，今回の症例においてもブロナンセリン24mg/日投与で，射精障害，EPS，体重増加といった副作用は見られていない。ブロナンセリンの長期服用での有用性が示唆される。

現在は断薬予防を目的として，RLAIを主剤とした治療を行っているが，副作用面を考慮すると，最終的には，バルプロ酸などの補助薬をうまく利用して，ブロナンセリン単剤での治療継続が，患者にとって一番の幸せにつながると考える。また，アドヒアランス向上を目的とした，維持期において社会復帰を目指した治療戦略を構築していきたい。

22. ブロナンセリン変更後，錐体外路症状の改善を認めた1症例

青嶋 和宏

ワコウクリニック

[症 例] 63歳，女性。 [主 訴] 幻聴，体感幻覚，了解の悪さ。
[既往歴] 卵管炎（50歳）。 [家族歴] 精神疾患の負因なし。
[生活歴・現病歴] 夫（自営業）と息子，娘との4人暮らし。家事と夫の業務手伝いをしている。X−21年（32歳時）に注察妄想，外出恐怖にて発症。その後現在に至るまで，近医精神科，心療内科医にて加療を続けていた。X−5年より「耳がワーンとわめいている感じ」，物音，人の声，ラジオ，テレビの音が気になる。家事も最低限しかできないなどの症状にてX−5年12月，当院初診となった。初診時，整った身なりで礼容あり，静かな口調だが症状を切々と苦しそうに述べる。幻聴，聴覚過敏の悪化で家事にも支障をきたし，体の浮動感，不眠もあり，好きな読書もできないと，生活全般に支障が強く，統合失調症再燃状態であった。

[治療経過] 前薬（脳代謝賦活薬，塩酸チオリダジン30mg等）を中止し，ペロスピロン12mg，クアゼパム20mgにて投薬開始。症状不変のため1週間後よりリスペリドン3mg，ベゲタミンA1錠に。リスペリドンを漸増し3週目より6mgとしたが，不眠が強く4週目よりカルバマゼピン200mgを追加。不眠は改善し幻聴も減少したが，口唇ジスキネジアが出現した。リスペリドンを6mg→4mgに減量。ジスキネジアは改善し，幻聴は最悪時の2割になったとのことで，X−4年4月よりリスペリドン2mgを主剤とする。しかし患者がベゲタミンに固執，不眠もしばしば出現したためカルバマゼピン，ベゲタミンB追加など細かく変更した。眠前薬を調整し，X−3年12月にはフルニトラゼパム3mg眠前のみとなる。家事はX−4年2月頃より支障なく行うことができ，幻聴（耳鳴り），体感幻覚（頭が浮く感じ，耳が詰まる感じ）は散発的に出現したが，リスペリドン内用液1〜2mLの頓服で安定した。X−1年5月，怠薬により不眠，焦燥感，了解の悪さが出現。リスペリドン内用液3mLを再投与。その後体全体の震え，手の振戦悪化。ビペリデン3mg追加でやや軽快するが不十分で，リスペリドン内用液3→2mLに減量して振戦は軽快。足の突っ張り，歩きにくい感じは持続し，X−1年9月より精神症状の悪化を認め，同年10月よりアリピプラゾール6mg追加するも症状はさらに悪化。「テレビの話し声も気になる」「頭なりも割れそうに痛む」とのことで，1週間後アリピプラゾールを中止し，リスペリドン内用液を2mL→3mLへ増量。陽性症状は小康を保つがX年4月，幻聴，体感幻覚の増悪，家事も最低限しかできないなどの症状悪化があり，患者はリスペリドン1mg昼のみで薬剤増量を希望した。同年5月，足が突っ張る，膝が曲がらずガクガクするなどの急性ジストニア症状が出現し，それに伴い心気妄想的不安も出現した。そこで薬の切り替えを提案，X年6月よりリスペリドン1mgをブロナンセリン4mgに置換開始。1週間ごとにリスペリドン内用液1mLをブロナンセリン4mgに置換し，1ヵ月で終了した。1週目より陽性症状にやや改善を，1ヵ月後には体感幻覚に関して著明改善を認めた。しかし幻聴と下肢のパーキンソニズム様症状には変化なく，X年9月よりビペリデンを3mg→6mgに増量。10月より幻聴も改善し，パーキンソニズムも改善に向かった。ビペリデンも徐々に減量でき，X年12月，時々口がガクガクすると訴えるが，ビペリデン2mg頓服で対応でき，陽性症状の再燃もなく，家事も普通にこなしている。最終処方はブロナンセリン16mg分2朝夕，フルニトラゼパム3mg眠前。

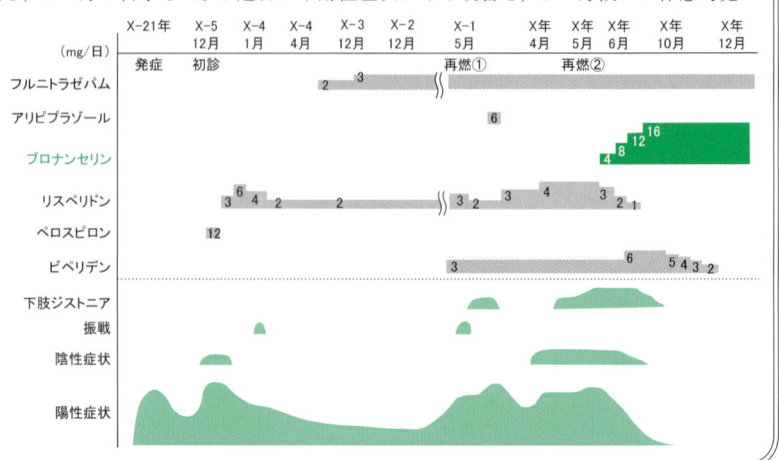

その後の経過

青嶌 和宏

ワコウクリニック

安定した時期が3ヵ月続いたが，X+1年3月患者からの減薬希望が強く，ブロナンセリンを8mgに減量した。

X+1年4月，足の突っ張る感じが悪化した。了解もかなり悪くなり，ブロナンセリン増量は希望せず，以前効果のあったクロナゼパムとビペリデン処方を希望し，各々3錠，分3で服薬。1回でやめるとジストニアが再燃するため，本人より3回きちんと飲んだほうがいいと服薬の重要性を認識した言葉が初めて出たが，その後も服薬に対して拒否的な訴えはしばしば出現し，服薬は不規則な状態が続いた。了解の悪さは明らかで，元来の生活レベルに比較して認知機能低下は明らかであった。しかし，クロナゼパムとビペリデンを1日3回服用することにより，ジストニアはコントロールされ，その点の訴えは減少した。

X+1年7月より認知機能も改善。穏やかな状態は続いた。しかしX+2年5月より「薬が余っている」「昼2回飲んだかも？」など意味不明な電話が頻回となり，オランザピン5mgを投与した。その後は訴えも減少，下肢ジストニアも出現しなかった。

X+2年11月現在，月1回通院にて安定している。

（現在の処方）
①ブロナンセリン8mg　分1　昼
②フルニトラゼパム3mg　分1　眠前
③クロナゼパム1.5mg
　ビペリデン3mg　分3　毎食後
④オランザピン5mg　分1　眠前

考　察

前回報告後，2年の間に同様の錐体外路症状（EPS）を伴った再燃を認めた。今回は認知機能も低下し，了解も悪く，また，アドヒアランス不良のためさらにコントロールが難しかった。その改善にはオランザピンの追加も必要としたが，それまでの再燃時の幻聴，体感幻覚の再燃は認めなかった。それもブロナンセリンの持つ強力なD_2受容体拮抗作用によるものと思われる。ブロナンセリンの持つ認知機能改善作用[1]も何らかの関与があったと推察できる。また，主剤がブロナンセリンに単剤化されていたため服薬指導も行いやすかった。

EPSが出現しやすく，また，アドヒアランスに苦慮した症例であったが，ブロナンセリン単剤化により，その後の再燃に対し余裕をもって対応でき，現在の症状の安定に寄与していると思われる。

文　献

1) 三宅誕実，宮本聖也，竹内　愛 他：統合失調症患者の認知機能障害に対する新規抗精神病薬 blonanserin の効果―Risperidone との無作為化二重盲検比較．臨床精神薬理，11：315-326, 2008.

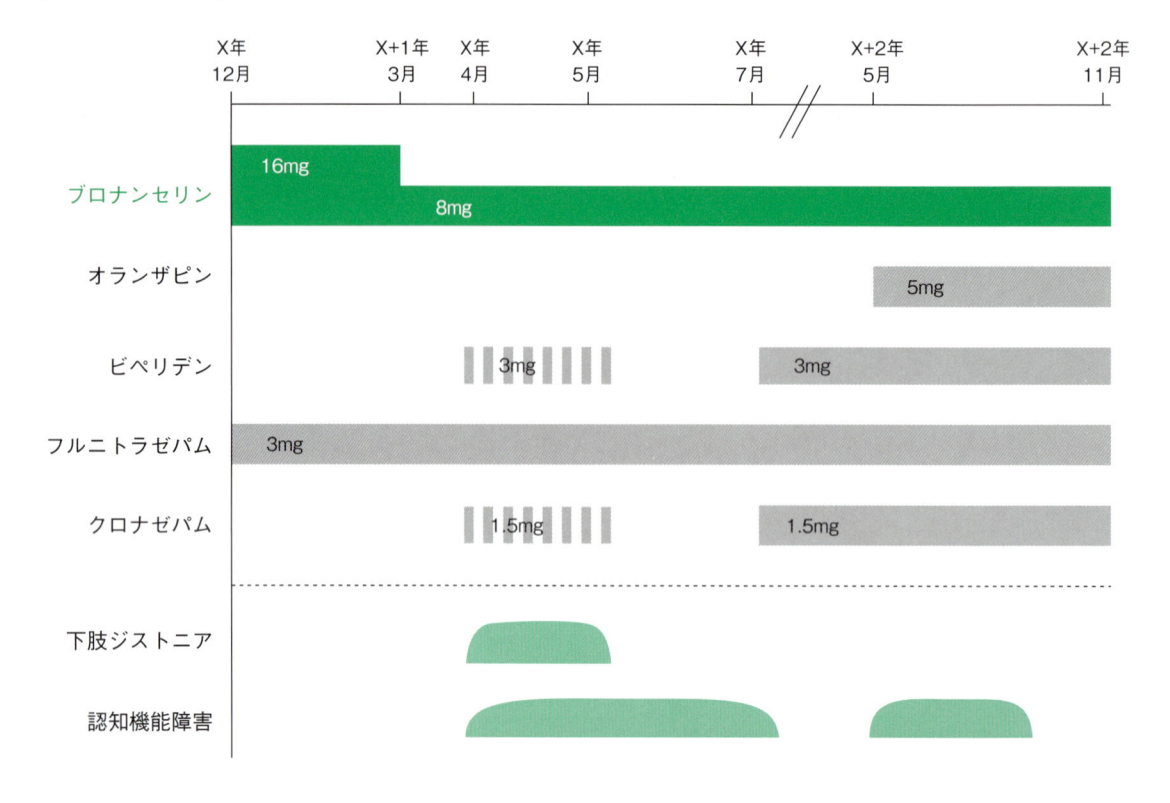

【その後の経過図】

	X年12月	X+1年3月	X年4月	X年5月	X年7月	X+2年5月	X+2年11月
ブロナンセリン	16mg	8mg					
オランザピン						5mg	
ビペリデン			3mg		3mg		
フルニトラゼパム	3mg						
クロナゼパム			1.5mg		1.5mg		
下肢ジストニア			●				
認知機能障害			●			●	

Ⅶ. 副作用回避

23. 定型抗精神病薬からブロナンセリンへの切り替えにより，抗パーキンソン薬を減量できた1例

船橋 英樹, 直野 久雄, 石田 康

宮崎大学医学部臨床神経科学講座精神医学分野

[症　例] 49歳，男性。

[主　訴] 幻聴，被害妄想，焦燥感，被刺激性の亢進。

[既往歴] 特記事項なし。合併症なし。　[家族歴] 精神疾患の負因なし。

[生活歴・現病歴] 2人同胞第1子。高校卒業後，2年間の浪人生活を経て美術関係の専門学校へ進学したが病気療養のため中退，X−27年から陶芸の仕事に従事していた。結婚歴なし。X−24年5月に自分を馬鹿にする内容の幻聴，「周りに悪さをされる」という被害妄想，道路で横になるなどその場にそぐわない行動が出現し，同年7〜8月，A精神病院に入院した。統合失調症と診断され，ハロペリドールとクロカプラミンを主剤に薬物治療が行われた。退院後の精神症状は寛解状態で，24年来，処方内容に変更はなかった。X年10月に幻聴が再燃し「若い男に危害を加えられそう」と感じて，警察に何度も通報するなどの行為を認めた。精神症状の再燃と判断され，同年10月末に当科入院。幻聴と焦燥感，被害妄想，被刺激性の亢進を認めたが，粗暴行為は認めなかった。

[治療経過] 主な前治療薬はハロペリドール6mg，クロカプラミン50mg，プロメタジン50mg，ビペリデン2mg/日（CP換算425mg）。入院日からブロナンセリン8mg/日を開始，数日後から「聴こえる声や追われている感じは減りました」と述べるようになった。12mgに増量し，訴えをほぼ認めなくなる。ブロナンセリン単剤化を目的にクロカプラミン，ハロペリドールの順で漸減中止したが，精神症状の再燃は認めなかった。ブロナンセリン単剤化後はビペリデンを漸減中止し，プロメタジンを漸減したが，パーキンソニズムの悪化は認めなかった。芸術に対する感受性について「以前は思い浮かばなかったような陶芸のアイディアが出てきます。これまでは押さえつけられていたかのようです」と話すようになり，本人の評価は良好であった。

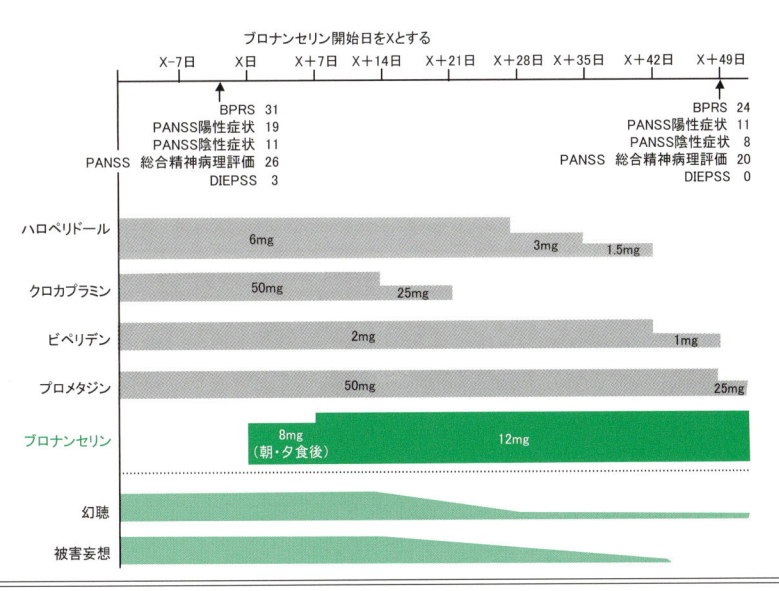

その後の経過

船橋 英樹, 直野 久雄, 石田 康

宮崎大学医学部臨床神経科学講座精神医学分野

[治療経過] 退院後は月に2回の外来通院を継続している。ブロナンセリンは12mg/日, 睡眠作用も考慮してプロメタジン25mg/日で継続している。生活の変化などにも症状は動揺せず, 再燃は認めない。錐体外路症状も認めず, 地域の障害者バレーチームで活動している。

[QOLの変化] 30年ほど前に病気療養のために美術関係の専門学校を中退したことがずっと心残りであり, 退院後は某美術大学の通信講座を定期的に受講し, 単位取得も順調にこなし, 遠方のスクーリングも問題なく受講し, 卒業間近である。

定型抗精神病薬を内服しているときから母親の肖像画を描いていたが, ブロナンセリンに変更後は絵の輪郭も明瞭となり「自分では作風を変えたつもりはないが, 前よりはっきりと対象を捉えて, 細かく描けるようになった」と自己評価している。自ら画廊との交渉を行い, 小さな個展を開催したり, 写真家と共同のイベントに参画するなど, 以前に比べて意欲的に活動するようになったが, 社会的なトラブルには至っておらず, 良好な社会生活を送っている。

患者は「薬を変えてもらい, 本当によかったと思う。世の中の見え方の色彩が違う」と述べている。「街にきれいな女性があふれていますね」と性的な関心が回復したが, 「自分はもうおじさんになってしまいましたので。もっと若い頃にこんな感情が出ればよかったのに」と自制心と老いを寂しく思う気持ちが同居している。

考　察

本症例ではブロナンセリンへの主剤変更後, 精神症状の改善・安定のみならず, 学業など社会生活の回復など, 患者にとって大きなメリットが得られている。

定型抗精神病薬によって長期間精神症状が安定しているとはいっても, 「世界の鮮やかさ」「異性へのあこがれ」などの人間らしさを抑えられている可能性もある。ブロナンセリンのようにドパミンへの作用がシンプルで鎮静の少ない薬剤への変更は, 患者のQOLの改善に有用であることが示唆される症例であった。

Ⅶ. 副作用回避

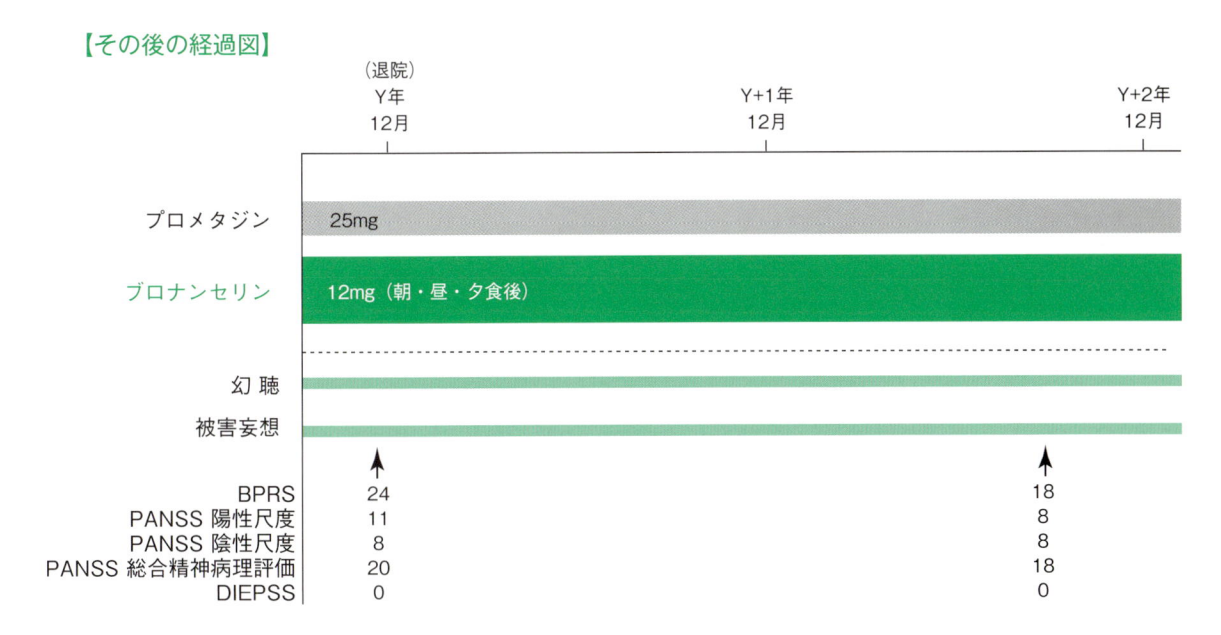

【その後の経過図】

	Y年12月(退院)	Y+1年12月	Y+2年12月
プロメタジン	25mg		
ブロナンセリン	12mg（朝・昼・夕食後）		
幻聴			
被害妄想			
BPRS	24		18
PANSS 陽性尺度	11		8
PANSS 陰性尺度	8		8
PANSS 総合精神病理評価	20		18
DIEPSS	0		0

【患者が描いた母親の絵】　＊上の2枚がハロペリドール主剤，下の2枚がブロナンセリン主剤とした頃に描かれたものである．

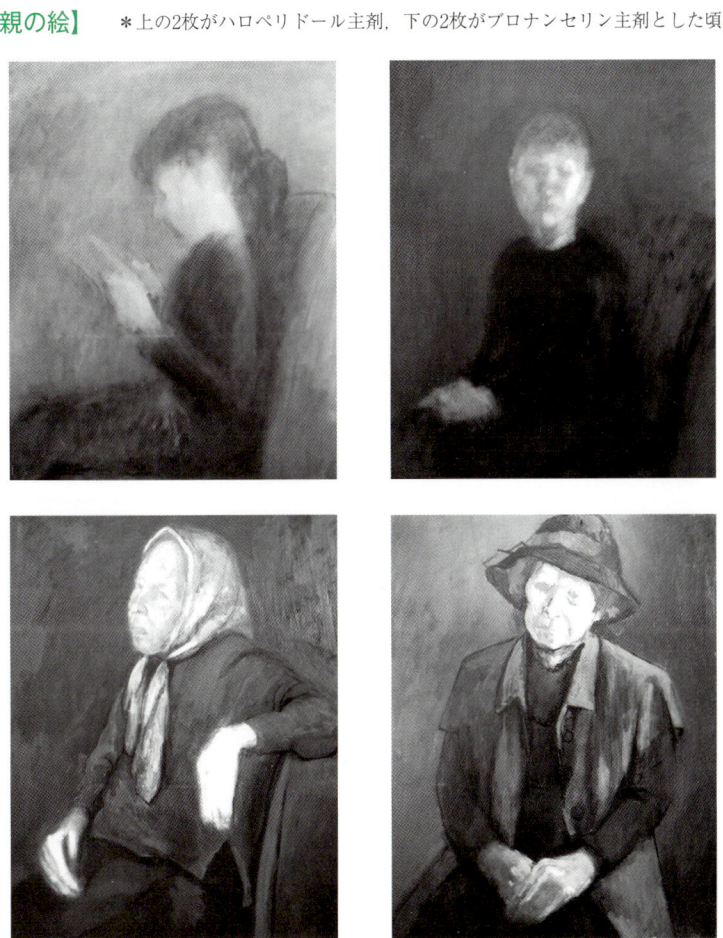

索　引

【欧　語】

D
D₂遮断の効果　5
D₂受容体
　－拮抗作用　69
　－遮断作用　29, 35, 42, 47, 59

P
PANSS　1, 2, 14, 23

Q
QOL　9, 23, 26, 35, 42, 50, 53, 72

【日本語】

あ
アカシジア　28, 50
アドヒアランス
　－維持　20
　－向上　16, 26, 63, 67
　－不良　69
維持期　21
意欲的活動　72
陰性感情　44, 62
陰性症状改善　2

か
外泊訓練　32
回復　16, 24
隔離措置　38
活動性
　－維持　32, 35
　－改善　19
　－上昇　59
寛解　15, 24, 33
感情表出　49
希死念慮　62
急性期（再発・再燃）への効果　18, 22, 25, 28, 31
血糖値　31
現実検討能力　25

口渇　59
効果発現の早さ　53
抗ドパミンD₂作用　59

さ
再燃・再発予防効果　21
再発のリスク　51
自己肯定感　50
自傷行為　47
至適用量　21
自発性改善　19
社会生活　39
　－上の改善　62
　－の回復　72
社会復帰　10, 42, 67
　－プログラム　22
　－への意欲　16, 63
就職　15, 56
十分な観察　17
就労　12, 15
剤型の工夫　27
情動の安定化　44
職場復帰　41
初発統合失調症　1, 4, 7, 10, 14
信頼関係の構築　17
心理教育　66
心理社会的サポート　44
錐体外路症状　4, 8, 23, 25, 26, 35, 60, 67, 69
静穏系薬剤　35
静穏作用　43
性機能障害　40, 67
精神病症状に対する高い効果　9
積極的な使用　60
セロトニン　35
セロトニン 5-HT₂ₐ　17
　－受容体遮断作用　59

た
多剤から単剤化へ　52, 55
他剤からの切り替え　34, 37, 40, 43, 46, 49

だるさ　47
単剤
　－化　32, 40, 69
　－治療　41
　－投与　12, 64
断薬予防　67
長期使用　53, 56
長期投与　60
治療アドヒアランス　5, 16, 23
治療動機　26
糖尿病　31
投与
　－回数　21
　－継続　12
　－量設定　13
ドパミン　6, 72
　－受容体　64
ドパミン D$_2$　17, 35　→ D$_2$ 受容体も参照

な
内服継続　5
認知機能改善　59, 69
眠気　8, 41, 47

は
ピアサポーター　56
東日本大震災　32
非鎮静系抗精神病薬　13

病識　19, 26, 41, 66
副作用回避　65, 68, 71
副作用の少なさ　6
復職への意欲　5
服薬アドヒアランス　6, 11, 19, 23, 29, 51, 56, 63
服薬継続　3, 6, 16, 66
服薬指導　69
不眠　62, 66
プロラクチン値　5, 22, 28, 38
訪問看護　29

ま
慢性期統合失調症　33
慢性期・維持期への効果　58

や
薬剤プロフィール　60
薬理プロファイル　29, 47
有効性維持　60
陽性症状　64
　－への効果　5
用量依存的　64
抗うつ効果　47

ら
了解の悪さ　69
レジリエンス　16

ブロナンセリン追跡症例集

2012年3月8日　初版第1刷発行

編　者	村 崎 光 邦
発行者	石 澤 雄 司
発行所	㈱ 星和書店

東京都杉並区上高井戸 1-2-5　〒168-0074
電話　03（3329）0031（営業）／03（3329）0033（編集）
Fax　03（5374）7186（営業）／03（5374）7185（編集）
http://www.seiwa-pb.co.jp

©2012　星和書店　　　　　Printed in Japan　　　ISBN 978-4-7911-0803-9

- 本書に掲載する著作物の複製権・翻訳権・上映権・譲渡権・公衆送信権（送信可能化権を含む）は
  ㈱星和書店が保有します。
- JCOPY〈（社）出版者著作権管理機構 委託出版物〉
  本書の無断複写は著作権法上での例外を除き禁じられています。複写される場合は，そのつど事前に
  （社）出版者著作権管理機構（電話03-3513-6969，FAX 03-3513-6979，e-mail：info@jcopy.or.jp）
  の許諾を得てください。

ブロナンセリンブック

村崎光邦 編集　　B5判　240頁　2,800円

統合失調症急性期・維持期の第一選択薬となる新規治療薬、ブロナンセリンの全データを収載。「臨床精神薬理」誌上に掲載された全試験、2008年5月刊行のブロナンセリン特集号と、ブロナンセリンのすべてが本書に収められている。

ブロナンセリン100の報告
―100人の臨床家によるDSAの臨床経験―

村崎光邦 編集　　B5判　340頁　2,800円

承認時にリスペリドンとの比較試験を行ったブロナンセリンは、ドパミンD2受容体遮断がセロトニン2A受容体遮断より強く、いわゆるDSA（ドーパミン・セロトニン・アンタゴニスト）に分類される。またEPS、体重増加、過鎮静、起立性低血圧等の副作用が少ないという特徴をもつ。こうした優れた特性が実臨床にどのように反映されるのか、100例以上の症例報告を通して、初発急性期から再発・再燃、他剤からの切り替え、慢性期・維持期、アドヒアランス改善、副作用回避など、ブロナンセリンの特徴を満遍なく紹介し、その真価に迫る！

発行：星和書店　　http://www.seiwa-pb.co.jp　　価格は本体（税別）です